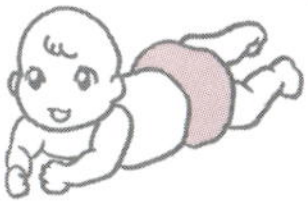

乳幼児の発達障害診療マニュアル

健診の診かた・発達の促しかた

洲鎌 盛一

医学書院

乳幼児の発達障害診療マニュアル
健診の診かた・発達の促しかた
発　行　2013年 5月25日　第1版第 1 刷 ©
　　　　2023年 6月15日　第1版第 10 刷
著　者　洲鎌盛一（すがませいいち）
発行者　株式会社　医学書院
　　　　代表取締役　金原　俊
　　　　〒113-8719　東京都文京区本郷 1-28-23
　　　　電話　03-3817-5600(社内案内)
組　版　ビーコム
印刷・製本　山口北州印刷

ISBN978-4-260-01026-9

本書刊行によせて

「乳幼児の発達障害診療マニュアル」の刊行を心よりうれしく思う．人は誰でも長ずるに従い，自らの生きてきた足跡を残したいと望むものだろう．すべてに奥ゆかしかった洲鎌盛一先生も例外ではなかったと思う．2009年5月20日，彼は手術を受けた数日後に病院に出てきて，朝から晩まで外来診療を行っていた．夕刻，自らの不調に気づいたときに，それまで書き貯めていた原稿のことが脳裏をよぎったのではないだろうか．出版する段取りをつけておけばよかった，と．あれから4年，かつて洲鎌先生の薫陶を受け，彼に3年連続で国立成育医療研究センターの“Distinguished Teaching Award”*を贈った者たちが力を尽くし，ここに刊行に至った．

今，日本は少子化の真っただ中にある一方で，発達障害が大きな社会問題になっている．洲鎌先生が遺してくれたこの本は，まさに時宜を得た，医学的にも社会的にも貴重な書物である．この本を手にとると，発達障害の子どもの徴候，病態を理解し，無邪気な子どもと苦悩している親への対応のしかたを会得できるばかりでなく，洲鎌先生の暖かいまなざしに触れることもできる．彼の暖かいまなざしは，患児と家族だけではなく，診察室で「様子をみましょう」と言いかけて，「そのあとに何て言えばよいのだろう」と立ち往生している若い医療者へも向けられていると感じる．私だけではなく，手にとる多くの医療者にとっても不思議な暖かさを感じさせてくれる医学書であると強く思う．

2013年4月

国立成育医療研究センター総合診療部 部長
阪井　裕一

＊国立成育医療研究センターでは，毎年最も素晴らしい教育を授けた指導医をレジデントが投票で選んでいる．洲鎌盛一先生は，2006年度から3年連続で“Best Teacher”に選ばれた．

はじめに

医師が健診でしばしば使う「様子をみましょう」は，異常か正常かをまだ判断しかねるときに用いられる言葉である．仮にこの言葉を健診で伝えた場合，必ず適切な時期に再評価をする必要がある．わが国では，1歳以前は3か月ごとに健診を行っているが，1歳6か月児健診の後は公的には3歳児健診まであいてしまう．「様子をみましょう」の後に適切な言葉を加えないと，早期発見・早期介入の機会を逸することになってしまう．

また，はっきりした根拠もなく「大丈夫だと思います」と言ってしまうのも問題である．親はその後の発達に不安をもちながらも，医師の「大丈夫」という言葉を担保にして受診しないことも多い．

こうしたときには，「○歳ごろには○○ができるようになるので，それができるように○○の遊びを多めにしてあげてください．できないようなら○歳ごろ受診してください」と言ってあげられると親の不安もある程度解消され，見通しが立つはずである．

本書では，乳幼児健診で異常をみつけるキーポイント，および発達の促しかたについて，神経系発達の診断に焦点を絞って記載した．「様子をみましょう」の後に続く言葉を加える際の参考にしていただければ幸いである．

洲鎌　盛一

＊本書はDSM-Ⅳ-TRの疾患分類に基づき執筆された．DSM-5の刊行に伴い，DSM-5における変更点を本書増刷時に一部補足した．

目次

▶本書刊行によせて iii
▶はじめに v

I 発達障害概説 1

1 発達障害の頻度 3
2 発達障害者支援法 4
3 発達障害の原因 4
4 医療の場での実際的な発達障害の分類 5
4-a. 精神遅滞（知的障害）（MR：mental retardation） 6
4-b. 広汎性発達障害（PDD：pervasive developmental disorder） 8
4-b-1. 自閉性障害と特定不能の広汎性発達障害 9
4-b-2. アスペルガー障害（症候群）（Asperger syndrome） 11
4-c. 注意欠陥/多動性障害
（AD/HD：attention deficit/hyperactive disorder） 12

II 発達障害の診断 17

A 病歴のとりかた 18

1 乳児期の病歴のとりかた 19
2 幼児期の病歴のとりかた 21
3 学童期の病歴のとりかた 23

B 検査 25

1 医学的検査 25
2 精神・心理学的検査 26
2-a. 発達検査 26
2-b. 知能検査 26
2-c. 言語・認知に関する検査 27
2-d. 自閉症関連の検査 28
2-e. 情緒・行動関連の検査 28

C 診察のしかた 29

C-1 乳児期の診察のしかた 30
1 運動発達の診かたと各障害型の特徴 30
2 知的発達の診かた 31
3 社会性・行動発達の診かた 33

C-2 幼児期の診察のしかた 37
1 運動発達の診かた 38
2 知的発達の診かた 41
3 社会性・行動発達の診かた 44

Ⅲ 乳幼児健診における発達障害の診かた 47

A 異常をみつけるキーポイント 48

1 1か月児 48
2 3～4か月児 51
3 6～8か月児 56
4 9～11か月児 58
5 1歳～1歳2か月児 60
6 1歳6か月児 63
7 2歳児 66
8 3歳児 68
9 4歳児 72
10 5歳児 75

B マイルストーン別の発達の促しかた 78

1) 固視・追視(1か月半で固視，2か月ごろより追視) 78
2) あやしても笑わない(3か月) 78
3) 手の把握反射(3～4か月) 78
4) 頸のすわり(4か月) 78
5) ハンドリガード(4か月) 79
6) リーチング(5か月) 79
7) 座位(6か月) 80
8) 腹臥位にて手掌で身体を支える(6か月) 80
9) つかまり立ち(8～10か月ごろから) 81

10）四つ這い（9 か月）……82
11）模倣（10 か月）……82
12）指でつまむ（11 か月）……83
13）伝い歩き（11 か月）……83
14）名前に振り向く（12 か月）……83
15）言語理解と言語表出（12 か月）……83

C 発達障害児の特徴的行動 85

1）自己刺激行動，感覚遊び……85
2）つま先歩行……85
3）シャッフリング……85
4）感覚過敏と感覚鈍麻……85
5）極端な偏食，異食……85
6）感情の変動……86
7）こだわり……86
8）四つ這いをしない，変形四つ這い……86
9）一度出た言葉が消える……86
10）始語がパパ・ママではなく大人びた単語……86
11）クレーン現象……86
12）手掌を自分の側に向けて，バイバイをする……86
13）ワンパターンなごっこ遊び……87
14）多弁……87
15）人にべたべたくっつく……87
16）マイペース……87
17）集団に入れない……87
18）指示が入ったり入らなかったりする……87
19）不器用，協調運動が苦手……88

Ⅳ 発達障害児の指導 89

A 発達の促しかた 90

1）手先が不器用……90
2）発語が不明瞭……90
3）言語理解が悪い……90
4）指差しをしない……92
5）やりとりができない……92
6）話しかけても，振り向いてくれない……92
7）クレーン現象が続く……92

8) マイペース …… 92
9) 感覚過敏 …… 93
10) 新しい環境が苦手，人見知りが激しい …… 93
11) 特定の物にしか興味を示さない …… 93
12) 常同行為 …… 94
13) 同じ年代の児とうまく遊べない …… 94
14) 単語の語尾しかしゃべらない …… 94
15) よく噛まずに丸呑みする …… 94
16) いつまでもよだれが多い …… 94
17) 危険な行動，いけない行動をする …… 95
18) 集団行動がとれない …… 96
19) 注意集中ができない …… 96
20) 前頭葉機能が未熟 …… 96
21) 協調運動が苦手 …… 97

B 手の発達の伸ばしかた 98

C 視覚，視運動機能の伸ばしかた 99

付録 主な機能の発達の目安 101

・視力の発達 …… 102
・眼球運動の発達 …… 102
・聴力の発達 …… 103
・仰臥位の発達 …… 103
・腹臥位の発達 …… 103
・手指の巧緻運動の発達 …… 104
・視運動機能の発達 …… 104
・手と目の協応動作 …… 104
・手の機能の発達 …… 105
・摂食行動の発達 …… 105

▶参考図書 …… 106
▶あとがき …… 107
▶索引 …… 110
▶著者略歴等 …… 116

コラム column

① 発達障害者支援法 …… 4
② 内分泌撹乱化学物質 …… 5
③ 軽度精神遅滞・境界型知能 …… 8
④ 高機能自閉症とアスペルガー障害 …… 14
⑤ 非対称性緊張性頸反射（ATNR：asymmetric tonic neck reflex） …… 29

⑥ 感覚過敏……34
⑦ shuffling baby……34
⑧ 乳児の摂食障害と経管栄養依存……35
⑨ 不器用……40
⑩ 指示が入らない……43
⑪ 体重増加不良(FTT：failure to thrive)と発達障害……50
⑫ 頭囲拡大……51
⑬ 赤ちゃんは笑顔が好き……52
⑭ delayed visual maturation……53
⑮ 四つ這いしない児，足をつきたがらない児……61
⑯ つま先歩行(toe-walking)……65
⑰ 発達性表出性言語障害……70
⑱ おしゃぶりと指しゃぶり……79
⑲ 反り返る児……81
⑳ ベビーサイン……91
㉑ テレビ視聴と発達障害……93
㉒ タイムアウト法……95
㉓ トークンエコノミー法……95

症例

症例 1 境界型知能(主訴：熱性けいれん)……15
症例 2 不登校，アスペルガー障害(主訴：不登校)……16
症例 3 広汎性発達障害，視運動機能障害(主訴：ころびやすい)……45
症例 4 発達性協調運動障害(主訴：独歩の遅れ)……46
症例 5 頭囲拡大，広汎性発達障害(分類不能型)(主訴：頭囲拡大)……55
症例 6 精神運動発達遅滞(主訴：発達の遅れ)……62
症例 7 発達性表出性言語障害の疑い(主訴：言葉の遅れ)……71
症例 8 先天性サイトメガロウイルス感染症による難聴(主訴：頸のすわりの遅れ)……84
症例 9 構音障害，精神運動発達遅滞(主訴：発音が悪い)……100

執筆/執筆協力/装丁・イラスト

▶執筆：洲鎌盛一(元・国立成育医療研究センター 総合診療部 医長)
▶執筆協力：洲鎌倫子(公益社団法人発達協会王子クリニック 副院長)
余谷暢之(国立成育医療研究センター 総合診療部・緩和ケア科 診療部長)
岸野 愛(東京ベイ・浦安市川医療センター 小児科 医長)
▶装丁・イラスト：洲鎌いつみ

I

発達障害概説

脳はさまざまな機能をもち，その障害部位によってさまざまな症状を起こす(**表1**)．運動に関連する部位の障害では脳性麻痺が起こり，認知に関する部位では精神遅滞や学習障害を生じ，社会性・行動・情緒に関する部位では自閉症などの発達障害を生じ，皮質の障害ではてんかんを生じる．機能部位は互いに隣接しているため，それぞれの障害は併存しうる．発達障害(**図1**)は脳機能障害のなかで知的(認知)障害，行動・情緒・社会性に障害がある者で，主に以下の4つに分けて考えられる．① 精神遅滞(知的障害)，② 自閉症を中心とする広汎性発達障害，③ 行動面の問題を中心とする注意欠陥/多動性障害，④ 発達のある側面だけが特に障害されている発達の部分的障害(特異的発達障害)．

表1　脳機能障害症候群

・脳性麻痺：運動機能障害を有する者
・精神遅滞：知的な障害を有する者
・てんかん：けいれん発作を有する者
・発達障害：社会性・情緒・行動障害を有する者

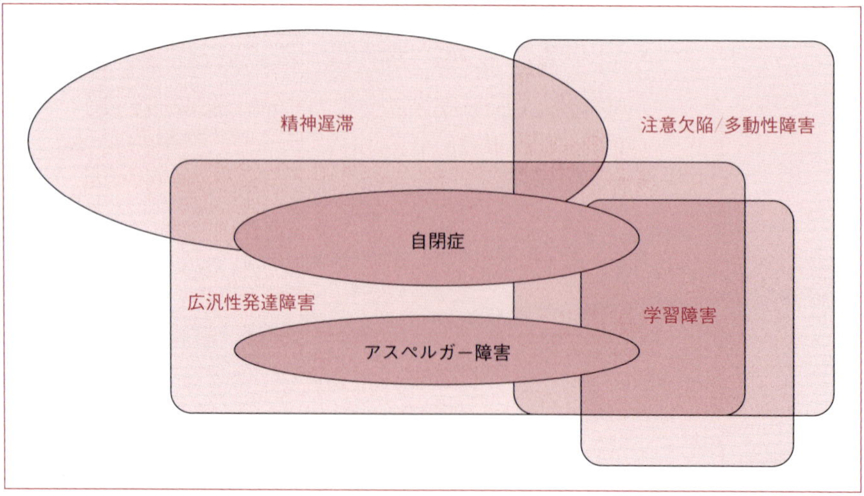

図1　主な発達障害の相互的な関係(DSM-Ⅳ-TR)
DSM-5では，広汎性発達障害は，自閉スペクトラム症/自閉症スペクトラム障害という用語に変更された．従来の自閉症，アスペルガー障害，特定不能の広汎性発達障害などの下位分類はなくなった．

1 発達障害の頻度

2003年の文部科学省による調査で，通常学級の小・中学生の6.3%（男子8.9%，女子3.7%）に発達障害の行動特徴がみられることがわかった．また，担任教師への調査で，知的発達に遅れはないものの，学習面や行動面で著しい困難を示すと回答した児童生徒の割合は以下のように高頻度であることがわかった．

- 広義の学習障害（聞く・話す・読む・書く・計算する・推論することに著しい困難がみられる）：4.5%
- 不注意または多動性–衝動性の問題を著しく示す：2.5%
- 対人関係やこだわりなどの問題を著しく示す：0.8%

〔以上，特別支援教育の在り方に関する調査研究協力者会議：今後の特別支援教育の在り方について．文部科学省．2003年〕

2012年に発表された文部科学省の同様の調査結果で，全国の公立小中学校の通常学級に発達障害の可能性のある児童生徒が6.5%（男子9.3%，女子3.6%）いることがわかった．この結果は，10年前の前回調査とほぼ同じ割合であった．また，以下1)～5)のような医学的調査データも報告されている．

1) Sugiyama T, et al. The prevalence of autism in Nagoya, Japan：A total population study. J Autism Dev Disord 19：87–96, 1989

【名古屋市の自閉症有病率：人口10,000人に対し13人】

2) Honda H, et al. Cumulative incidence of childhood autism：A total population study of better accuracy and precision. Dev Med Child Neurol 47：10–18, 2005

【横浜市の1988年から4年間の出生コホート研究では，人口1万人に対し自閉症有病率は27.2人】

3) Fombonne E, et al. Pervasive developmental disorders in Montreal, Quebec, Canada：Prevalence and links with immunizations. Pediatrics 118：e139–150, 2006

【モントリオール（カナダ）のデータ．広汎性発達障害：64.9/10,000，自閉症：21.6/10,000，その他の自閉症（PDDNOS）：32.8/10,000，アスペルガー障害：10.1/10,000】

4) Kim YS, et al. Prevalence of autism spectrum disorders in a total population sample. Am J Psychiatry 168：904–912, 2011

【韓国のデータ．自閉症スペクトラムで2%を超える有病率】

5) 本田秀夫．自閉症スペクトラム障害は増えているか？ 最新医学 68：2137–2145, 2013

【自閉症では0.2～0.3%，自閉症スペクトラムでは約1%の有病率】

2　発達障害者支援法

2005年4月施行の発達障害者支援法により，発達障害は次のとおり定義された．“「発達障害」とは，自閉症，アスペルガー症候群その他の広汎性発達障害，学習障害，注意欠陥多動性障害その他これに類する脳機能の障害であってその症状が通常低年齢において発現するものとして政令で定めるものをいう”．本法のねらいは，乳幼児健診等による早期発見で早期の発達支援を行ったり，就学時健診における発見により専門的支援を行っていくことに始まり，地域における成人期までの一貫した支援の促進を行うことである（コラム①）．2016年5月，障害者基本法の改正や障害者の権利に関する条約の締結等をふまえ，発達障害者に対する支援のより一層の充実を図るため，法律全般にわたり所要の改正が行われた．

3　発達障害の原因

多因子遺伝といわれており，発症しやすい脳の脆弱性が元々あり，環境要因が加わって発症すると考えられている[注1)]．自閉症の遺伝表現型は量的形質といわれる．胎内環境や出生後の環境に影響を受けやすく，同じ素因を有していても症状

column
① 発達障害者支援法

発達障害者の特別支援教育や就労支援等の法的な根拠となる発達障害者支援法が2004年12月に成立し，2005年4月から施行された．本法の目的は以下のとおりである．

“発達障害者の心理機能の適正な発達及び円滑な社会生活の促進のために発達障害の症状の発現後できるだけ早期に発達支援を行うことが特に重要であることにかんがみ，発達障害を早期に発見し，発達支援を行うことに関する国及び地方公共団体の責務を明らかにするとともに，学校教育における発達障害者への支援，発達障害者の就労の支援，発達障害者支援センターの指定等について定めることにより，発達障害者の自立及び社会参加に資するようその生活全般にわたる支援を図り，もってその福祉の増進に寄与することを目的とする”

注1）この環境要因はエピジェネティクスとよばれ，遺伝情報がメッセンジャーRNAに転写され酵素などの蛋白質合成が行われる際に環境からの干渉を受ける（Marcs 2004，佐々木 2005）．

の程度は異なり，時に質も異なる．多数の遺伝子が関係しているため健常者も関連遺伝子を有している場合が多い．家族兄弟ではさらに遺伝子が類似しているので，同一家系に同様の症状の人がいることがある[注2)]．病歴をとると，父親または母親が「自分の小さいころもこの子のようだったので心配していなかった」と話すことが多い．自閉症の遺伝は，発端者の兄弟の発現率は4%程度，一卵性双生児の一致率は60〜80%，二卵性双生児では0〜10%（一般人口の発病率は0.2%）である．注意欠陥/多動性障害（AD/HD）の兄弟発現率は25〜35%（一般人口の発病率は10%）である．

4 医療の場での実際的な発達障害の分類

発達障害は，大きく以下の4つに分けることができる．

① 知的発達の障害を中心とする知的障害（精神遅滞）

② 自閉症を中心とする広汎性発達障害

column ②

内分泌撹乱化学物質

脳が正常に発達するためには，胎児期から乳児期にかけて外からの感覚刺激と内的な化学信号刺激であるホルモン・成長因子などが適切な時期に適切な量で作用をすることが必要である．ヒトでは，新生児期から乳児期までは血液脳関門が発達していないので，血液中の化学物質が直接脳内に進入しやすい．この時期に性ホルモン作用をもった外界からの化学物質が脳に作用すると，さまざまな影響が出る可能性がある．性ホルモンは脳の性分化にも重要な役割を果たしており，ヒトでは胎生3〜4か月ごろに神経細胞がテストステロンに曝露されると脳および行動が男性化する．性分化は生殖機能のみでなく学習機能や情動調節，自律機能まで広い範囲に及んでいる．内分泌撹乱作用をもつ環境化学物質が発達に与える影響については，現在研究が進められており，発達障害の発症にも影響を与えているのではないかと推測されている．

注2） broad autism phenotype：広範な自閉症表現型（Losh, et al. 2007）．広汎性発達障害の親族には同じような認知特性を有する者が多いことから提唱された概念．適応障害がなければ大きく個性の範囲でとらえるものであり自閉症スペクトラムの連続体を形成している．

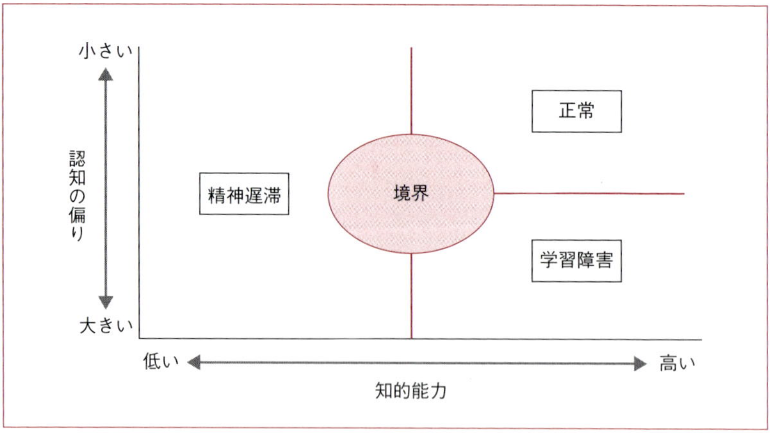

図2　知的障害スペクトラム

③ 多動などの行動の問題を中心とする注意欠陥/多動性障害
④ 発達のある側面だけが特に障害されている発達の部分的障害(特異的発達障害)

本項では，特に①～③について解説する．

なお，発達障害の診断基準にはDSMとICDが使用される．

- DSM：Diagnostic and Statistical Manual of Mental of Disorders．米国精神医学会作成の『精神疾患の診断・統計マニュアル』で，2013年5月に原書第5版が出版された(DSM−5)．
- ICD：International Classification of Diseases．世界保健機関(WHO)作成の国際疾病分類．1995年1月より第10版が使われている(ICD−10)．

4-a　精神遅滞(知的障害)(MR：mental retardation)

境界型知能や軽度精神遅滞は，「おとなしい」「幼い」などと言われているだけで，健診でも問題なしとされていることが多い．必ずしも診断名をつける必要はないが，できれば3歳，遅くとも5歳ごろには拾い上げ，適切な指導で就学後の不適応症状を防ぐ必要がある．

表 2　IQ 値による精神遅滞の分類

	知能指数	学業水準	療育手帳*		愛の手帳*
境界	70〜85				
軽度	50〜69(75)	小学 6 年	B2	C	4 度
中等度	35〜49	小学 2 年	B1	B	3 度
重度	20〜34	小学 1 年以下	A2	A	2 度
最重度	20 未満	小学 1 年以下	A1	Ⓐ	1 度

＊療育手帳は都道府県が発行するもので，自治体により名称や度数の表現が異なる．愛の手帳(東京都)，みどりの手帳(埼玉県)など．

知的障害スペクトラムを図 2 に示す．

なお，DSM−5 において，精神遅滞(知的障害)は知的能力障害(知的発達症/知的発達障害)の用語に変更された．

1）精神遅滞(知的障害)の定義

以下の 3 点が満たされた場合に診断される．

- 標準化された知能検査によって測定される全般的知的機能が，平均以下であること．
- 日常生活上の適応行動が，年齢相当の行動の基準よりも明らかに低いこと．
- 発達期(通常 18 歳未満)に発症していること．

中等度以上の精神遅滞の診断はそれほど困難ではない．言葉の遅れで病院を受診し，就学前に診断がなされ発達促進のための介入がなされていることが多いからである．

2）IQ 値と精神遅滞

精神遅滞は，境界・軽度・中等度・重度・最重度と IQ 値によって分類されるが(表 2)，必ずしも社会的能力とイコールではない(コラム③)．IQ が正常範囲で認知に特徴的な偏りがみられるときは学習障害〔LD：learning disorders(disabilities)〕と診断される(DSM−5 では限局性学習症 / 限局性学習障害：specific learning disorder)（図 2)．なお，DSM−5 では重症度の判断には IQ 値を用いなくなった．

表 3　DSM-5, DSM-Ⅳ-TR と ICD-10 における広汎性発達障害

DSM-5	DSM-Ⅳ-TR(広汎性発達障害)	ICD-10(F84 広汎性発達障害)
・自閉スペクトラム症/自閉症スペクトラム障害★1[299.00](F84.0)	・自閉性障害[299.00] ・レット障害★2[299.80] ・小児期崩壊性障害[299.10] ・アスペルガー障害[299.80] ・特定不能の広汎性発達障害(非定型自閉症を含む)(PDDNOS)[299.80]	・小児自閉症 ・非定型自閉症 ・レット症候群 ・他の小児期崩壊性障害 ・精神遅滞および常同運動に関連した過動性障害 ・アスペルガー症候群 ・他の広汎性発達障害 ・広汎性発達障害(特定不能のもの)

★1　DSM-Ⅳ-TR のレット障害以外の広汎性発達障害を包括している.
★2　DSM-5 では, レット障害はレット症候群に関連した自閉スペクトラム症と記録する.

4-b　広汎性発達障害(PDD：pervasive developmental disorder)注3)

広汎性発達障害とは, 典型的な自閉症を含め, 自閉症に似た特徴を有する状態の総称である. 社会性の障害, 想像力の障害, コミュニケーションの障害に加

column ③ 軽度精神遅滞・境界型知能

精神遅滞の診断で問題なのは, 軽度精神遅滞・境界領域の子どもたちである. 言語発達(＋運動発達)が遅れぎみであるが日常生活はほぼ自立し, 日常会話も可能なことから, 幼いとか未熟などとされ, 健診でも拾い上げられず就学相談も受けないため, 普通小学校に入学している場合が少なくない. 小学校 3, 4 年生の学習が急に難しくなる時期に学業不振で気づかれる. または頭痛・腹痛の不定愁訴で病院に相談にきて境界領域であることが明らかになることもある.

早めに診断して, 早期に介入ができれば, 発達も促され, 就学時には児の発達の伸びに応じた教育機関を選ぶことができる. 周囲が児の能力を十分理解して適切な指導で発達を伸ばすことができれば, 不登校・不定愁訴・うつ状態・学習意欲の低下・自己評価の低下などの二次的合併症を最小限にすることが可能となる.

注 3)　DSM-5 においては広汎性発達障害は自閉スペクトラム症/自閉症スペクトラム障害(ASD：autism spectrum disorder)という用語で統一された. アスペルガーという用語もなくなった. しかし状態像や対応は異なるので臨床の場ではその違いを念頭においておく必要がある.

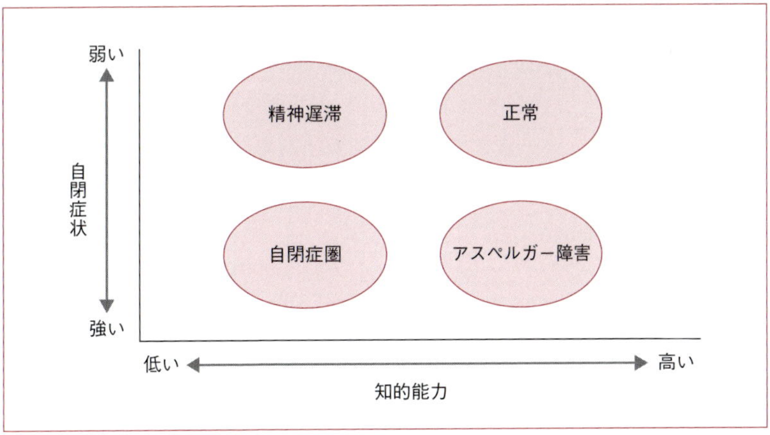

図 3　自閉症スペクトラム(広汎性発達障害)

え，多動，不器用(巧緻運動障害，協調運動障害)などの症状も伴う障害である．脳の広汎な領域の症状を同時に生じるので広汎性(発達障害)という名称が与えられている．広汎性発達障害の下位分類には，① 自閉性障害，② レット障害，③ 小児期崩壊性障害，④ アスペルガー障害，⑤ 特定不能の広汎性発達障害，がある(DSM-Ⅳ-TR)．DSM-5，ICD-10 との対照は表 3 のとおりである．

自閉症スペクトラム(広汎性発達障害)を図 3 に示す．

4-b-1 自閉性障害と特定不能の広汎性発達障害[注4)]

1) 症状

a. 社会的相互関係の障害

人とのかかわりが一方的であり，相手の気持ちや状況を考えないマイペースな行動が目立つ．

- 非言語性行動の使用障害(目が合いにくい，顔の表情が乏しい，身振りがお

注 4) 特定不能の広汎性発達障害(PDDNOS：pervasive developmental disorder not otherwise specified)は，自閉症でみられる本頁～次頁に示した「1)症状」を有するものの，軽度で非定型であるときに診断される．なお，DSM-5 では自閉スペクトラム症/自閉症スペクトラム障害に包括される．

かしい).

- 仲間関係の障害(友人を作ることに関心がない，友達関係のルールがわからない，友人関係を十分に発展させることができない).
- 共感性の欠如(楽しみ，興味を他人と共有できない).
- 社会的・情緒的やりとりの欠如(集団の遊びに興味がなく，独り遊びが多い，冗談が理解できない，字義どおりに受けとる，他人の欲求や苦痛に気づかない，他人がいやがることを平気で言う).

b. コミュニケーションの障害

会話の際，適切な表情，言葉の抑揚，ジェスチャーがうまく使えない，かつ，わからない.

- 言葉の遅れ(話し言葉の遅れ，言葉の抑揚，リズム，アクセントがおかしい).
- 会話の障害(他人との会話が持続しない，オウム返しである，独り言が多い，表情やジェスチャーが不適切である).
- 奇妙で風変わりな言語(独自の単語を使う，宇宙語を話す，擬声音やテレビの言葉を繰り返す).
- 模倣-ごっこ遊びの障害(変化に富んだごっこ遊びができない，ワンパターンなまねはできる).

c. 限定された興味・活動のパターン

同じ物や同じやりかたにこだわる.

- 限定された興味に没頭(ドアの開け閉め，換気扇をじっとみつめる，電車の絵本ばかり眺める，時刻表をみる，輪ゴムに執着する).
- こだわり，融通のなさ(おもちゃを並べる，カレンダーの数字を読む，いつもの道順を変えると怒る，些細な変化をいやがって泣く).
- 常同的運動の癖(手をヒラヒラして眺める，奇妙な姿勢を保つ，つま先で歩く，奇声を発する，前屈みで歩く).
- 物の一部分に執着(服のボタン・ペットボトルの蓋・特定の種類のシールのみを集める，エレベーターの押しボタンを押したがる).

2) 自閉症のサブタイプ

a. 孤立型

- 周囲に無関心で，呼びかけられてもちらっと見るだけで無視し，表情も乏しい.
- 働きかけられるといやがったり逃げたりする.
- 加齢とともに症状が変化する.

b. 受動型

- 自分から人にかかわらないが，周りからかかわられるとそれを受け入れ，人を避けることはない．問題行動も最も少ない.
- 予後は比較的よい.

c. 積極奇異型

- 積極的に他人に近づいていくが，同年代ではなく大人や年長の子どもに対してである.
- 相手の気持ちやニーズには関係なく，一方的に話しかけたり，働きかけたりする．相手の気持ちを考えることに乏しい.
- 執拗で奇妙な接近をすることもある(距離感がなく，近寄りすぎたり足を触ってしまうなど).
- 自分の思いどおりに周りが反応しないと，かんしゃくを起こしたり，攻撃的になったりする.
- 一般に知的に障害のない自閉症に多い.

d. 尊大型

- 人に対して尊大で傲慢な態度をとる.
- 形式主義的で堅苦しい対人関係が目立つ.
- 高機能自閉症にみられる.

4-b-2 アスペルガー障害(症候群)(Asperger syndrome)

アスペルガー障害の診断で最も大事なことは，対人関係の障害が幼児期にあったかどうかである．典型的な症状は幼児期に認められるので，幼児期の発達・行動の様子をきく必要がある．診察室での様子は，言葉の遅れもなく診察に協力的であるため，判断することが難しい．そのため，発達歴の聴取が大事である.

アスペルガー障害は言葉の遅れがなく，認知能力の遅れもない．これらがあるとしたら別の発達障害を考えることになる.

1) 対人関係の質的障害

以下の4つのうち2つ以上ある場合には, 対人関係の質的障害とみなされる.

- 非言語性調整行動の障害(視線, 表情, ジェスチャーなどがうまく用いられない).
- 仲間関係をつくれない.
- 共感性の欠如(関心, 興味, 喜びを他人と分かち合わない).
- 対人的・情緒的相互性の欠如(いたわり, 思いやりなどを気づきにくい).

2) 行動・興味・活動の範囲が狭く, 反復的・常同的である

以下の4つのうち1つ以上によって明らかになる.

- 限定された興味に熱中する.
- こだわり行動がある(特定の機能的でない習慣や儀式にこだわる).
- 常同的・反復的・衒奇的運動がある(手や指をパタパタさせたり, ねじ曲げる, または複雑な全身の動き).
- 物体の一部に熱中する(物の一部分に対する持続的なこだわり).

3) 言葉の遅れがない

- 2歳までに単語, 3歳までに句を話す.

4) 認知の遅れはない

- 日常生活習慣は自立しており, 環境への興味は正常である.

アスペルガー障害は言葉の遅れはないとされるが, 単語の意味の取り違え, 字義どおりに受け止める(例えば「首が回らない」などの言葉), 細かい点にこだわる, 相手の気持ちをくんだ表現ができない, などの言語系の障害がみられる.

精神遅滞のない発達障害は「高機能」とよばれ, 高機能自閉症, 精神遅滞のない非定型自閉症, アスペルガー障害は合わせて高機能広汎性発達障害(HFPDD: high functional pervasive developmental disorders)とよばれる(コラム④⇨14頁).

4-c 注意欠陥/多動性障害(AD/HD: attention deficit/hyperactive disorder)

落ち着きがない, 集中の持続ができない, 気が散りやすい, 忘れ物が多い, 片付けられない, などが主な症状であるが, 日常生活に著しい困難を引き起こさ

表4 AD/HD-RS(rating scale)日本語版

名 前　　　記入年月日：＿＿＿＿年(西暦)＿＿月＿＿日

お子さんの年齢： □満＿＿歳
お子さんの性別： □1 男児 □2 女児
お子さんの学校・学年： □1 幼稚園・保育所＿＿組
□2 小学校＿＿年
□3 中学校＿＿年

お子さんの過去6ヶ月の行動を最もよくあらわしている欄に ✓ または × を記入してください.

A票	ない，もしくは，ほとんどない	ときどきある	しばしばある	非常にしばしばある
1. 学校での勉強で，細かいところまで注意を払わなかったり，不注意な間違いをしたりする.	□0	□1	□2	□3
2. 手足をそわそわ動かしたり，着席していても，もじもじしたりする.	□0	□1	□2	□3
3. 課題や遊びの活動で注意を集中し続けることが難しい.	□0	□1	□2	□3
4. 授業中や座っているべき時に席を離れてしまう.	□0	□1	□2	□3
5. 面と向かって話しかけられているのに，聞いていないようにみえる.	□0	□1	□2	□3
6. きちんとしていなければならない時に，過度に走り回ったりよじ登ったりする.	□0	□1	□2	□3
7. 指示に従えず，また仕事を最後までやり遂(と)げない.	□0	□1	□2	□3
8. 遊びや余暇(よか)活動におとなしく参加することが難しい.	□0	□1	□2	□3
9. 学習課題や活動を順序立てて行うことが難しい.	□0	□1	□2	□3
10. じっとしていない. または何かに駆り立てられるように活動する.	□0	□1	□2	□3
11. 集中して努力を続けなければならない課題(学校の勉強や宿題など)を避ける.	□0	□1	□2	□3
12. 過度にしゃべる.	□0	□1	□2	□3
13. 学習課題や活動に必要な物をなくしてしまう.	□0	□1	□2	□3
14. 質問が終わらない内に出し抜けに答えてしまう.	□0	□1	□2	□3
15. 気が散りやすい.	□0	□1	□2	□3
16. 順番を待つのが難しい.	□0	□1	□2	□3
17. 日々の活動で忘れっぽい.	□0	□1	□2	□3
18. 他の人がしていることをさえぎったり，じゃましたりする.	□0	□1	□2	□3

「軽度発達障害児に対する気づきと支援のマニュアル」(厚生労働省ホームページ http://www.mhlw.go.jp/bunya/kodomo/boshi-hoken07/h7_03b.html より)

ず，周囲の人にも大きな迷惑をかけていなければ障害としてとらえる必要はない．本人および周囲の日常生活に支障をきたすような事態を引き起こしていれば，診断をつけたうえで適切なアドバイスを与える必要がある．本人・家族へのアドバイス，周囲の理解，環境調整により，必ずしも薬物を使用しなくても症状が軽減することが多い．表4にAD/HD評価尺度を示す．

診断は，注意障害か多動性-衝動性障害のいずれかを認め，他の精神疾患が否定されたものになされる．

AD/HDは以下の3つのタイプに分けられる．

- 混合型
- 不注意優勢型(predominantly inattentive type)
- 多動性-衝動性優勢型(predominantly hyperactive impulsive type)

不注意優勢型の児は，夢想家，ぼんやりしている，といわれていることがある．男児より女児に多く，行為や行動の問題を起こすことは少ない．そのため本来支援が必要な場合であっても，発見が遅くなることがあり注意が必要である．

なお，DSM-5では，注意欠陥/多動性障害は，注意欠如・多動症/注意欠如・多動性障害の用語に変更された．DSM-Ⅳ-TRでは行動障害に分類されていたが，DSM-5では神経発達障害に分類されたこと，症状発現年齢が7歳以前から12歳以前に引き上げられたこと，PDD(ASD)との併存が認められたこと，重症度分類が導入されたことなど，いくつかの変更点がみられる．

column ④

高機能自閉症とアスペルガー障害

高機能自閉症とアスペルガー障害の違いは，(簡単に言えば)知能は正常で言葉の遅れがあるもの(あったもの)が高機能自閉症で，知能は正常で言葉の遅れがないものがアスペルガー障害になる．両者は同じものだという意見も多く，乳幼児期に自閉症と診断されていても言語能力が十分発達してくるとほとんど区別がつかない．ただし自閉症は言葉の遅れがあるため多くが乳幼児期に介入されているが，アスペルガー障害は言葉の遅れがないため診断されないまま普通級に進学していることが多い．そのため小学校の3，4年生ごろに不適応症状としての不登校や心身症的症状で病院を訪れる率が高い印象である．

症例 1　境界型知能

6 歳 女児　〈主訴〉熱性けいれん

在胎 38 週 6 日，2,972 g で出生．妊娠分娩には異常はなかった．乳児期の発達は独歩 1 歳 6 か月，単語 1 歳 6 か月，2 語文 3 歳とやや遅れていた．幼児期は人見知りが強く兄弟としか遊ばなかった．こだわりや過敏な症状は特にみられなかった．

4 歳になっても走りかたがぎこちなく，ケンケン，スキップができないため大学病院の整形外科を受診したが，特に異常は指摘されなかった．3 歳，4 歳，6 歳で熱性けいれんを起こしたため当院を受診した．頭部 CT 検査，脳波検査は特に異常を認めなかった．神経学的診察でも特に異常を認めなかったが，顔面の巧緻運動(片目つぶり，頬を交互に膨らませるなど)，指の巧緻運動(指を 1 本ずつ折る，拇指とその他の指を対立させる，指タッピングなど)，ケンケン，スキップ，ボール受け，すべてが拙劣であった．診察室にて簡単な言語能力，視覚能力の評価を行ったが，評価されることにかなり抵抗を示し，年齢に比して劣ることが推測された．後日田中ビネー知能検査を行い IQ 75 であった．

境界型知能の児は就学前にはなかなか指摘されず，家族も幼いだけでそのうちしっかりしてくると思っていることが多い．多くは小学校 3 年生以降に学業についていけない，頭痛・腹痛の身体化症状を伴う不登校気味の主訴で受診することで初めて診断される．本児も診察時に評価されることをいやがり，自己評価がすでに下がり始めていることが推測された．このように早期に発見し，適切な指導と適切な就学指導を行えば，よりよい学校生活を送ることが可能となる．

症例 2　不登校，アスペルガー障害

9 歳 女児　〈主訴〉不登校

在胎 40 週，3,850 g で出生．妊娠分娩では異常は認められなかった．乳児期の発達も特に問題はなかったが，夜中に何度も泣いて起き，抱っこすると泣きやむがベッドに置くと泣くということがあった．発達は順調で 2 歳では 2 語文をしゃべっていた．3 歳で幼稚園に通い出したが，分離不安が強く，母が担いで連れて行くことが多かった．幼児期になると多動が目立ち，食事のときも落ち着いて座っていることができず，買い物に連れていくと勝手に自分の好きなところにいってしまい，迷子になることがたびたびあった．自分の要求がかなえられないときはひっくり返って泣き叫び，かなえられるまで言い続けた．触覚の過敏があり粘土や砂を触るのをいやがり，掃除機の音を異常にいやがった．強迫的なところがあり，例えば毎日寝る前にぬいぐるみに話しかけないと絶対に寝に行かなかった．小学校入学後は，忘れ物がひどく，定期入れや携帯電話などを何度もなくしてしまった．人の話を最後まで聞けず，話に割って入ることが多かった．なわとび，スキップ，球技が苦手だった．

9 歳時，長引く頭痛，腹痛を主訴として受診した．身体的所見，検査所見とも異常は認められなかった．WISC－Ⅲ 知能検査では言語性 IQ 109，動作性 IQ 86，全検査 IQ 98 で言語性と動作性に有意な差があり，下位項目でもばらつきがみられた．発達・行動歴および発達検査を総合的に判断してアスペルガー障害と診断された．

アスペルガー障害は，知的に正常で言語発達が正常なため就学前に診断されることは少ない．小学校 3 年生以降に，クラスメイトとのトラブルに起因する不定愁訴で不登校気味となり，受診することが多い．しかしながら，この症例では乳児期よりさまざまな特異的症状を呈しており，3 歳児健診で適切なアドバイスが与えられていたなら，不登校にまで至らなかったかもしれない．

II

発達障害の診断

発達障害はスペクトラム(連続体)であるので，正常と異常の境界が曖昧である．広汎性発達障害は自閉症スペクトラム障害(ASD：autism spectrum disorder)ともよばれ，診断は同じでも症状は個々で異なる．スペクトラムであるため，自閉症，非定型自閉症，アスペルガー障害などの境界もはっきりしないので診断をつけること自体はさほど重要ではない．その子どもの特性をとらえてどのように対応するかのほうが大事である．またそれぞれの発達障害は並存することもある．さらに二次障害が加わることで別の症状を呈することもある．幼児期・学童期は「学校」があるため，発達の偏りがあるとどうしても不利益を被りやすい．行動や認知に偏りがあっても，社会がそのまま受け入れてくれていて，本人の社会生活でも問題を生じることもなく，親も気にしていなければあえて診断名をつける必要はない．偏りについては本人や家族にその特性について説明し，社会生活で不利益を被らないように指導する．障害として診断名をつける場合は，援助や支援がしっかりできる道筋をつくる必要がある．医学より教育・福祉によりかかわる疾患なので，関係各所との連携が必要である．

診断にあたっては，① 病歴聴取，② 身体診察，③ 知的発達・運動発達の評価，④ 社会性・行動発達の評価，を行う．診察室での評価には限界があるので，特に病歴聴取が重要である．

A 病歴のとりかた

1) 妊娠分娩歴

低出生体重児はマイペース，感覚過敏などの症状が乳幼児期に一時的にみられることがある．

2) 家族歴

注意欠陥/多動性障害(AD/HD)やASDでは，遺伝的負因が関与している．身内に児と性格や行動特性が似ている人がいないか，父母・兄弟・親戚にきく．親の幼少のころに似ているということが多く，似ている場合，父はマイペースであったり，母は不安神経質傾向であったりすることがある．

3）発達歴

発達のマイルストーン(milestone)と，行動や社会性での偏りはなかったかきく．

1　乳児期の病歴のとりかた

1）マイルストーンをきく

改訂 日本版デンバー式発達スクリーニング検査(0～6 歳)や遠城寺式乳幼児分析的発達検査法(0～4 歳 7 か月)，津守・稲毛式乳幼児精神発達診断検査(0～7 歳)を参考にする．

2）社会性・行動発達の偏りについてきく

乳幼児期異常行動歴(小児行動評価研究会が作成したチェックリスト，**表 5**)，M-CHAT(乳幼児自閉症チェックリスト)を参考にする．

- M-CHAT〔乳幼児自閉症チェックリスト修正版(Modified Checklist for Autism in Toddlers)〕．2 歳前後の幼児に対して，親が記入する質問形式の ASD のスクリーニング．日本語版は神尾と稲田が作成した．第 1 段階スクリーニングの基準は，全 23 項目中 3 項目以上の不通過または重要 10 項目中 1 項目以上の不通過とする．1～2 か月後に電話面接で第 2 段階スクリーニングを行う．第 2 段階陽性例は個別に評価し早期に介入していく．ASD に限らず，言語発達や全般的な発達が遅れている例，社会的発達が非定型な例なども広く拾い上げて支援につなげていく目的で使用する．

3）その他発達障害によくみられる症状がないかをきく

- 身体が柔らかくなかったか？(筋緊張低下のサイン)
- 下肢をつきたがらない，立たせても足をピョンピョンしなかったか？(下肢の過敏のサイン)
- ミルクをいやがり，飲みが悪い時期はなかったか？
- 要求の指差し(10 か月ごろより)，応答の指差し(1 歳 6 か月～1 歳 8 か月ごろより)はしたか？(**図 12**⇨ 64 頁)
- 四つ這いはできたか，いざり移動(コラム⑦⇨ 34 頁)ではなかったか？
- 砂が触れない，手にご飯粒がつくといやがる(触覚過敏)，ある音を異常に怖

表5　乳幼児期異常行動歴

項　　目		あった	なかった	不明
1.　あやしても顔をみたり笑ったりしない．	(Lack of social smiling)			
2.　小さな音にも過敏である．	(Hypersensitivity)			
3.　大きな音に驚かない．	(Hyposensitivity)			
4.　喃語が少ない．	(Poverty of babbling)			
5.　人見知りしない．	(Lack of stranger anxiety)			
6.　家族(主に母親)がいなくても平気で一人でいる．	(Aloneness or indifference)			
7.　親のあと追いをしない．	(Lack of following)			
8.　名前を呼んでも声をかけても振り向かない．	(No response to calling)			
9.　表情の動きが少ない．	(Expressionless face)			
10.　イナイイナイバアをしても喜んだり笑ったりしない．	(No response to peek-a-boo)			
11.　抱こうとしても抱かれる姿勢をとらない．	(Lack of anticipatory motor adjustment)			
12.　視線が合わない．	(Lack of eye-to-eye contact)			
13.　指さしをしない．	(Never uses finger pointing)			
14.　2歳をすぎても言葉がほとんど出ないか，2～3語出た後，会話に発展しない．	(Speech delay)			
15.　1～2歳ごろまでに出現していた有意味語が消失する．	(Loss of verbal expression)			
16.　人やテレビの動作のまねをしない．	(Difficulty in copying movements made by other people)			
17.　手をヒラヒラさせたり，指を動かしてそれをじっとながめる．	(Autostimulation behavior)			
18.　周囲にほとんど関心を示さないで，独り遊びにふけっている．	(Extreme withdrawal)			
19.　遊びに介入されることをいやがる．	(Dislikes being intervened while playing)			
20.　ごっこ遊びをしない．	(No symbolic play)			
21.　ある動作，順序，遊びなどをくり返したり，著しく執着したりする．	(Insistence on sameness)			
22.　おちつきなく手をはなすとどこに行くかわからない．	(Hyperactivity)			
23.　わけもなく突然笑い出したり，泣きさけんだりする．	(Sudden laughing and crying without any apparent reason)			
24.　睡眠が不規則になったり，極端に短かったりする．	(Irregular and disturbed nocturnal sleep)			

1～24は(　　)内の英文の内容の一応の例示である．各項目はある発達段階において，存在することが異常と考えられるものをとりあげてあり，1～12は1歳ぐらいまで，13～24は1歳以降として，ほぼ発達順に配列してある．

〔成瀬浩，他．自閉症の新しい薬物療法の開発(第2報)　小児自閉症患者に対するL-DOPA・5HTPの少量使用の臨床経験．財団法人安田生命社会事業団研究助成論文集 21：103-117，1985より，成瀬先生の許諾を得て転載〕

がる(聴覚過敏)，などの感覚の異常はなかったか？

- 多動，衝動的な行動はないか？
- 極端な偏食はないか？
- 奇妙なこだわりはないか？
- 奇妙な動作はないか？(同じ動作を繰り返す，自傷行為，など)
- 睡眠障害はなかったか？(抱っこをしていないと寝てくれない，ベッドに置くとすぐに泣いてしまう，など)

2 幼児期の病歴のとりかた

1) 運動機能

- 粗大運動：走る，登る，ジャンプができるか？(2～3 歳)
- 協調運動：三輪車こぎ(3 歳)，ケンケン・スキップ(4 歳)，なわとび(6 歳)，ができるか？
- 微細運動：ハサミ・お箸が使えるか？(3～4 歳)，折り紙が折れるか？(4～5 歳)

2) 言語機能

- 家庭内での会話は理解しているか？
- 指示を数個出すと抜けてしまうことがないか？
- 絵本の内容を理解しているか？

＊言語理解が悪いときの子どもの例

- 絵本の読み聞かせをしても，どんどんページをめくる.
- 質問しても無視して，自分が関心のあることを話し始める．親は「興味のないものは無視する」と感じていて，言葉の理解が悪いとは思っていないことが多い.

3) 非言語性機能(空間認知，形態認知，視覚構成，視運動機能)

- 工作は最後まで完成できるか？
- 折り紙で形はつくれるか？
- 人の絵の描きかた(頭から手足が出たりしていないか？).

- キャッチボール（ボールをちゃんと目で追っているか？）.

4）社会性・行動発達

a. 注意集中・多動

- 食事が終わるまで座って食べられたか？
- 人の質問を最後まで聞けたか？
- スーパー，デパートで親の居場所を気にせず自分の好きなところに行ってしまい，迷子になったことはないか？
- じっとしていられず立ち歩かないか？
- 座っていられても，つらそうでそわそわしていないか？
- 姿勢が保持できるか？

b. 幼稚園・保育園での友達との様子

- 独り遊びは多くなかったか？
- 順番は守れていたか？
- マイペースではなかったか？

c. かんしゃく・パニックはないか？

- 些細なことでも床にひっくり返って怒り出す.
- 思いどおりにならないと，かなえられるまで激しく泣き続ける.
- 喜んだり，怒ったり，急に感情が変わる.

d. こだわり・強迫的行為はないか？

- ボタンをみると押したがる.
- ドアを閉めたがる.
- 出かけるときに，必ず持って行くものがある.
- 一番目に○○しないと騒ぐ.
- 何かをするときに順序がある（例：道順のこだわりがある）.

e. 感覚過敏はないか？

〈触覚例〉

- 自分から人を触るが，人から触られるのをいやがる.
- 服が水に濡れるとすぐに着替えたがる.
- ご飯粒や砂が手につくのをいやがる.

〈視覚例〉

- 着ぐるみを怖がる.
- テレビで怖いものが映るとその場から逃げ出す.

〈聴覚例〉

- 子どもの泣き声をいやがる.
- オートバイの音を異常に怖がる.
- 場内放送があると耳を塞ぐ.

〈味覚例〉

- 白いご飯と納豆しか食べないなどの極端な偏食がある.

〈嗅覚例〉

- 特定の臭いをかぐと吐いてしまう.

3 学童期の病歴のとりかた

学童期の病歴聴取においては，以下の質問で読字，書字，読解力，算数の能力を推測し，空間認知，視覚構成，協調運動，巧緻運動，視運動機能，状況判断などを推測していく．遅れているかどうかの判断は必ずしも容易ではないが，観察者の小学校のころと比較して，極端に苦手な様子であれば，心理発達検査を依頼する．

1）国語

a. 音読（滑動性追従運動，集中持続，読字障害など）

- 逐字読みしないか？
- 漢字が読めるか？
- 行とばしはないか？
- 文章を勝手に変えて読まないか？

b. 筆記（視運動機能，視覚構成，形態認知，空間認知，書字障害など）

- ひらがな・漢字が書けるか？
- 鏡文字はないか？
- 書き順は正しいか？
- 黒板の書き写しはできるか？

c. 読解力（言語理解，状況判断など）

- 作文は書けるか？

2）算数

- かけ算の九九は覚えているか？（視覚記憶，聴覚記憶など）
- 暗算はできるか？　筆算はできるか？（視覚記憶，遂行機能など）
- 算数の文章題はできるか？（言語理解，空間認知，遂行機能など）
- 図形問題はできるか？（空間認知，形態認知など）

3）図工

- 人の絵を描けるか？（身体部分の認知など）
- 工作・折り紙ができるか？（巧緻運動，視運動機能，空間認知など）

4）体育

- チームプレーができるか？（状況判断，相手の気持ちの理解など）
- ドッジボールなどのルールを理解しているか？（状況判断，集中持続など）
- なわとびが跳べるか？　自転車はこげるか？（協調運動など）
- 球技，特にボール受けはできるか？（視運動機能，協調運動など）

5）音楽

- 楽譜をみてピアノを少し弾けるか？（視運動機能，巧緻運動など）
- 鍵盤ハーモニカ・笛は吹けるか？（顔面・手指の巧緻運動など）

B 検査

1 医学的検査

1) 聴力検査

発達の遅れている児には，ほぼ全員に必要である．

2) 血液検査

必ずしも必要ではないが，発達が停滞している児，退行している児には行う〔血算，肝腎機能，鉄，内分泌検査，甲状腺機能検査，代謝異常スクリーニング検査(血糖，電解質，血液ガス，アンモニア，CPK，乳酸，ピルビン酸)など〕．

3) 染色体検査

G-band 法，FISH 法を必要に応じて行う(22q11.2 欠失症候群，Fragile X 症候群，Turner 症候群などの鑑別のため)．22q11.2 欠失症候群，Turner 症候群は顔貌異常に気づかれない程度のこともある．診断がつけば認知・行動パターンを予測しながら指導することができる．

4) 脳画像検査

精神遅滞児では通常不要であるが，染色体異常症や奇形症候群では脳形成障害の確認のため必要なことがある．脳性麻痺や低出生体重児では，脳損傷部位が把握できる可能性があるので必要である．脳障害部位が同定できれば，ある程度発達パターンを予測することが可能である．

5) 神経眼科的検査

視覚認知能力が弱い児には行ったほうがよいが，発達を考慮してみてくれる眼科医は少ない．

2 精神・心理学的検査

2-a 発達検査

1）遠城寺式乳幼児分析的発達検査法

- 0か月～4歳7か月の乳幼児の発達評価法.
- 移動運動，手の運動，基本的習慣，対人関係，発語，言語理解の6項目について評価する.

2）乳幼児精神発達質問紙（津守・稲毛式）

- 1～12か月用，1～3歳用，3～7歳用の質問紙に養育者が答える形式で行う.
- ① 運動，② 探索・操作，③ 社会，④ 食事・排泄・生活習慣，⑤ 理解・言語の5つの領域でプロフィールを作成する.
- 発達年齢（DA：developmental age），発達指数（DQ：developmental quotient）を算出する.

3）デンバー式発達スクリーニング検査

- 0～6歳.
- 個人・社会，微細運動・適応，言語，粗大運動の4領域について評価する.

4）新版K式発達検査

- ① 姿勢・運動，② 認知・適応，③ 言語・社会の3領域について測定する.大まかに認知・適応は視覚能力で，言語・社会は言語能力である.
- 発達年齢（DA），発達指数（DQ）を算出する.

2-b 知能検査

1）田中ビネー知能検査V

- 2歳～一般成人.
- 知能を包括的に測定する.精神年齢（MA：mental age）を算出する.

2）ウェクスラー（Wechsler）式知能検査

- WPPSI（Wechsler Preschool and Primary Scale of Intelligence）
  3歳1か月～7歳11か月.

• WISC－Ⅳ（Wechsler Intelligence Scale for Children Ⅳ）
5歳～16歳11か月.

5歳以上の知的発達がありそうなら本検査を行う（例：田中ビネー知能検査Ⅴで MA 5歳以上等）.

10の基本検査と5つの補助検査がある．全検査 IQ（FSIQ：Full Scale IQ）と4つの指標得点が算出される.

① 言語理解指標（VCI：Verbal Comprehension Index）
② 知覚推理指標（PRI：Perceptual Reasoning Index）
③ ワーキングメモリー指標（WMI：Working Memory Index）
④ 処理速度指標（PSI：Processing Speed Index）

2-c 言語・認知に関する検査

1）Frostig 視知覚発達検査（Developmental Test of Visual Perception）

• ① 視覚と運動の協応，② 図形と素地，③ 形の恒常性，④ 空間における位置，⑤ 空間関係，の5領域について評価する．視覚能力を詳しく評価するときに用いられる.

2）ITPA 言語学習能力診断検査（Illinois Test of Psycholinguistic Abilities）

• 3～9歳.
• 言葉の理解，言葉の類推，絵の理解，絵の類推，数の記憶，形の記憶，言葉の表現，動作の表現，文の構成，絵探しの下位項目があり，言語学習関連領域の個人の能力をみることができる.

3）K－ABC 心理・教育アセスメントバッテリー（Kaufman Assessment Battery for Children）

• 2歳6か月～12歳11か月.
• 継次処理，同時処理，認知処理過程，習得度の各尺度ごとの評価を行う.

4）KABC－Ⅱ（Kaufman Assessment Battery for Children 2nd edition）

• 2歳6か月～ 18歳11か月.
• 認知尺度（継次処理能力，同時処理能力，計画能力，学習能力）および習得尺度（語彙，読み，書き，算数）による評価を行う.

5) DN-CAS(Das-Naglieri Cognitive Assessment System)

- 5〜17 歳.
- プランニング，注意，同時処理，継次処理の 4 項目を測定する.

2-d 自閉症関連の検査

- 小児自閉症評定尺度東京版(CARS-TV：Childhood Autism Rating Scale-Tokyo Version)
- 広汎性発達障害日本自閉症協会評定尺度(PARS：Pervasive Developmental Disorders Autism Society Japan Rating Scale)
- 乳幼児自閉症チェックリスト(M-CHAT：Modified Checklist for Autism in Toddlers)

2-e 情緒・行動関連の検査

- CBCL(Child Behavior Checklist)
  2〜3 歳の幼児版と，4〜18 歳の年長版に分かれる．保護者用，本人用，教師用の各質問紙がある.

C 診察のしかた

子どもの場合は，以下の2つの面で評価しなければならない．

a. 発達マイルストーンの到達度をみる

定頸，座位，独歩，模倣，指差しなどをみて，現在の発達レベルを評価する．1つの発達が2〜3か月程度遅れていても他が正常なら問題ない．1つのみ極端に遅れている場合は，その発達に関連した脳機能障害が推測される．

b. 神経学的所見をとる

① 乳児期：追視と音源定位，筋緊張と筋力，腱反射と足クローヌス，原始反射残存の有無(非対称性緊張性頸反射：ATNR，把握反射)をみる(コラム⑤)．

② 幼児期：運動面，知的面，行動面に分けてみる(診察手順⇨37頁)．

column

⑤ 非対称性緊張性頸反射(ATNR：asymmetric tonic neck reflex)

仰臥位で顔をどちらかに向けていると，向いているほうの手足は伸展して反対側は屈曲する．正常では4か月半ごろには消失する．脳障害のある児に残存しやすく，特にアテトーゼ型脳性麻痺では長くみられる．乳児は顔を向ける方向で手足の動きが異なるので，左右差があるかの判断は顔を正中にして調べる必要がある．通常，向き癖のあるほうの手足の動きが良好である．

C-1 乳児期の診察のしかた

1 運動発達の診かたと各障害型の特徴

1）運動発達の診かた

① マイルストーンの到達度をみる．

② 原始反射・病的反射の有無，腱反射の亢進の有無をみる．

③ 筋緊張と筋力の評価を行う．

＊粗大運動は頭から下肢に向かって発達する．
頸の安定→お座り→四つ這い→伝い歩き→独り歩き，の順に発達する．
ちなみに，頭部 MRI における髄鞘化の発達は下から上，中心から周辺，後ろから前である．

a. マイルストーン

1つのみ遅れていてもその他は正常範囲の場合は，あまり問題とならないことが多い．ただし1つの遅れでも他の発達と比べて極端に遅い場合は，その機能に問題のあることがある．

例）四つ這い，つかまり立ちは可能なのに，お座りがまだ安定しない場合は，平衡感覚障害，空間認知障害を疑う．平衡感覚障害は難聴の児にみられることが多い．空間認知の異常は大脳頭頂部が障害されている場合（脳室周囲白質軟化症など）で，空間での自分の位置感覚がつかめず，座位や立位が不安定になる．

b. 原始反射

3〜4か月を過ぎても手の把握反射が強い，向き癖（ATNR）が強い，足クローヌスがみられる，などの場合はリスクベビーとして経過をみる．モロー反射は，左右差をみるとき以外はあまり重要ではない．

c. 筋力と筋緊張

筋緊張は低下しているが，筋力は保たれている（瞬発力はあるが，持続力がない）→ 知的障害のある児にみられる．

筋緊張が低下し筋力も弱い（瞬発力も持続力も弱い）→ ミオパチー，ニューロパチーを疑う．この場合，腱反射も低下する．

2）各障害型の特徴

a. 知的障害タイプ

- マイルストーンが全体的に遅い．
- 筋緊張は低下していることが多い．
- 原始反射の残存や病的反射はないことが多い．
- 腱反射は正常である．

b. 脳性麻痺タイプ

- 原始反射が残存する．
- 姿勢（腹臥位，仰臥位）の異常，四肢の動きがワンパターン（交互運動がみられない）．
- 錐体路症状：腱反射亢進，足クローヌス，足首が固い，のうち2つ以上があれば脳性麻痺である可能性が高い．
- 錐体外路症状は7か月以上にならないとはっきりしないことが多い．早期に疑う症状として，口がゆがむ，息止め発作，易刺激性，反り返り，がみられることがある．

Key Point

乳児の筋力評価は逃避反応を利用して行う．痛み刺激に反応してブリッジしてのけぞる様子・蹴る様子などで筋力を評価する．ブリッジ姿勢ができるときは，自分の体重を支えるだけの筋力があると判断し，筋力は正常範囲と予測できる．

Key Point

運動発達が標準より遅れている場合，精神遅滞，脳性麻痺，ミオパチーを鑑別するが，マイルストーン，原始反射，筋力，筋緊張を評価することで鑑別できることが多い．

2　知的発達の診かた

乳児期早期では追視と人への興味で，6か月以降はおもちゃの操作性で，10か月以降は共感と要求の指差しで，1歳6か月以降は応答の指差しと言語指示理解で判断する(指差しの発達⇨64頁，図12)．

1) 知的発達のポイント

- 1か月半　：両眼固視(赤・黄・緑がみやすい)．
- 3か月　：追視(視覚障害がない場合)を確認する．
- 4か月　：ハンドリガード(自分の手を眺める)の有無．
- 5か月　：物をみせるとリーチングする(物に向かって，手を伸ばしてつかもうとする)．人の顔をじろじろみる．
- 5〜6か月　：おもちゃを口にもっていき舐める(感覚遊び)．足しゃぶり(body imageの発達)．
- 6か月以降　：おもちゃの遊びかたの様子をみる．
- 7〜8か月　：眺めたり，振ったりするなど，おもちゃの種類により遊びかたが変わる．
- 10か月　：模倣(ジェスチャー模倣は10か月前後，言語指示での模倣は10〜12か月ごろからできる)．
- 10か月　：共感の指差し(あれみて)，あるいは興味の指差し(あれ面白い)．
- 10〜12か月：要求の指差し(あれ取って)．
- 18〜20か月：応答の指差し(質問されて，それに応ずる)．

2) 言語理解の評価

- 18か月：言語指示に対し，1つの指示に応じる．
- 24か月：言語指示に対し，2つの指示に応じる．
- 36か月：言語指示に対し，3つの指示に応じる．

3) 言語・情緒の発達の目安

- 3か月　：微笑む．
- 4か月　：声をたてて笑う．
- 5か月　：鏡に向かって笑ったり，声を出す．
- 6か月　：食べ物の好き嫌いの反応が表れる．
- 10か月：人見知りをする．
- 12か月：親の後追い．意味のある単語2〜3語を話す．
- 18か月：単純な命令がわかる．身体部分がわかる．
- 24か月：2語文を話す．

3 社会性・行動発達の診かた

以下の症状がみられるときは，発達障害を念頭において経過をみる．

1）4か月以降

a. 物にも人にも興味がない

精神遅滞のリスクとして経過をみる．

b. 物はよく追うが，人の顔は追わない

広汎性発達障害のリスクとして経過をみる．

2）6〜8か月

a. 器質的疾患がないにもかかわらず，ミルクの飲みが悪い・体重増加不良がある

生後3か月までは吸啜反射で哺乳しているが，月齢とともに徐々に随意的な哺乳になってくる．そのため発達が遅れている児の場合は，3か月を過ぎると哺乳が下手になったり，哺乳不良になることがある．明らかな嚥下障害がなければ，徐々に改善するので焦らないで待つ．代謝内分泌疾患，各臓器障害が否定されたら，軽度発達障害を念頭におき経過をみていく必要がある．

3）8か月

a. 呼びかけても振り向かない

健常児では6か月ごろから自分の名前を呼ばれていることにだんだん気づき始める．発達障害児は呼びかけには反応が少ないが，楽器の音や環境音にはよく反応したり，むしろ敏感だったりすることがある．

b. 抱っこをいやがる

過敏症状の一つと思われる．ある姿勢をいやがったり，触られるのをいやがったりする．

c. おもちゃを持たせてもすぐに離してしまう

おもちゃに関心のないこともあるが，手掌の過敏性による場合もある（コラム⑥）．

Key Point

発達障害児はさまざまな感覚過敏の症状を有するが，同時に感覚鈍麻の症状も伴うことを理解して接する必要がある．例えば，小さな音には敏感だが，大きな音には鈍い，よだれが口の周りについても平気，などである．

4）10か月

a. 後追いや抱っこをせがんだりすることが少ない

親がいなくなっても平気でひとりで遊んでいたり，甘えたりすることが少ない．

b. 下肢をつきたがらない

腋を支えて立たせようとしても下肢を引いてしまい，股関節を曲げたたままの姿勢になる．無理やり足をつけると，足の指を底屈したり足首を動かしたりして

column ⑥
感覚過敏

自閉症の子どもたちにはさまざまな感覚過敏を伴うことが多い．子どもの泣き声に耳を塞いだり，消防車のサイレンの音に異様に怯えたり，ある食物の臭いをかぐと吐いてしまったり，毛糸のマフラーを異常にいやがったりなど，過敏に関連したさまざまな行動がみられる．自閉症者の著者による書物によると，「この世界は耐え難い騒音と凄まじい匂いで充満していて，掃除機の音はジェット機が自分の後ろで離着陸しているほどの音に聞こえ，毛糸のセーターは全身を針で刺されるような激烈な痛みを生じる」など，恐怖と混乱で満ちているようである．感覚過敏は自閉症に特有ではなく，低出生体重児や精神遅滞児にもみられる．

column ⑦
shuffling baby

四つ這いをせず，座位のまま下肢でこぐようにして移動するいわゆる“いざり移動”をする児をshuffling babyとよぶ．うつ伏せが嫌いで，うつ伏せに寝かせてもすぐに座位の姿勢になる．懸垂姿勢にして立たせようとしても下肢を引いて空中に留まり，足を床につけたがらない．下肢を床につけても足指を曲げたり（足の把握反射が残存），つま先立ちになったりで足の裏全体に体重をかけようとしない（足底過敏）．このような場合，足底マッサージとして足の裏を指で押しながら刺激を与えるとよい．shuffling babyは這い這いしないまま，つかまり立ちをすることも多く，歩き始めは1歳半〜2歳くらいになる．運動系が追いついても，その後，感覚過敏はみられないか，社会性や言葉の発達は良好か（広汎性発達障害の傾向がないか），など経過をみる必要がある．

足の裏をしっかり床につけようとしない．shuffling baby の一部に発達障害を有する例がある（コラム⑦）．

5）10〜12か月

離乳食が進まない，偏食が極端である，母乳しか飲まない，哺乳瓶をいやがる，あるいは哺乳瓶でしか飲まない，スプーンをいやがる，ヨーグルトは食べるが他の食物はモグモグしたあと吐き出す，などさまざまな訴えがあるが，味覚の過敏，口唇・口腔の過敏などが関係していると思われる．この場合も発達障害を考慮にいれる．その他に，代謝異常症（シトルリン血症など）も一応考えて経過をみる（コラム⑧）．

6）10〜14か月

a. 指差しをしない

他の人が注意を向けている対象に関心をみせたり，自分の興味のある対象を他の人にも注意を向けるようにする行為を共同注意という．10か月ごろから「あれ

column ⑧

乳児の摂食障害と経管栄養依存

摂食機能に大きな問題がみられないにもかかわらず摂食が進まないときは，心理的拒否や感覚過敏を考える．性格的には，人見知りが激しい，警戒心が強い，固執性・こだわりが強い，人への関心が薄いなどの傾向がある児に多い．経口摂取が進まないと養育者が焦って摂食を無理強いしてしまいがちであるが，この無理強いが心理的拒否を助長してしまう場合が多い．発達障害児では味覚過敏，口腔過敏などの感覚過敏が摂食障害の原因になっていることがある．

低出生体重児や周産期脳障害児でも摂食障害を伴うことが多い．これらは出生直後から長期間経管栄養を行っていることが多く，それに伴うさまざまな悪化因子により経管栄養依存，摂食拒否の状態が形成される．健常乳児は空腹の際に泣き声で知らせ，母親の愛情あるかかわりとともに食欲が満たされ安心と満足感が得られる．しかしながら新生児期から長期間の経管栄養を行っている児は，定時の注入のため空腹感の経験が乏しく，母親からの安心感・満足感が得られる経験も少なく食事への関心が乏しい．また長期の経管栄養により咀嚼・嚥下機能の低下，口唇・口腔の過敏などをきたしている．これらのことを総合的に考慮して摂食指導をしていく必要がある．

みて」の共感の指差しが始まり，続いて「あれ取って」の要求の指差しがみられるようになる．自閉症児では共同注意に関係する行動がなかなか発達しない．

7）1歳4か月

a. ごっこ遊び（象徴遊び）をしない

人形などのおもちゃを使ったごっこ遊びをしない．視覚的理解のよい自閉症児は自分のペースで人形にご飯をあげるまねをすることはあるが，大人の指示に従っての行為はしない．ごっこ遊びは自閉症児では量的に少なく，しかも質的に異なっている．ごっこ遊びのようにみえても，実は大人の行為をそのまままねているだけのこともある．

8）1歳6か月

a. 応答の指差しをしない

応答の指差しとは，「お目めはどれ？　お鼻はどれ？」「ワンワンはどれ？」など質問に応じて指差しするものである．母親によっては，わが子が絵本をみながら勝手に「ワンワン，ニャンコ」などと言って指差ししているものも，応答の指差しができると言っていることがあるので気をつける．

9）2歳

a. 落ち着きがない

この年齢では，多動の診断はまだできないが，広汎性発達障害（PDD），精神遅滞（MR），注意欠陥/多動性障害（AD/HD）のリスクファクターとして経過をみる必要がある．

C-2　幼児期の診察のしかた

警戒心が強いので，まず診察にのりやすい雰囲気をつくることが大切である．

診察室に入ってきたら，おもちゃをテーブルに広げて子どもを勝手に遊ばせておく．子どもには関心のないふりをして，しばらく母親と話をする．子どもが慣れてきたら，新しいおもちゃを使いながら診察を行う．

成人に行われる神経学的診察では，児の協力が得られず評価できないことが多いので，おもちゃの遊びかたで判断することになる．課題はその年齢相当から始めるのでなく，簡単なものから行い，子どもを得意にしてあげるとどんどん行ってくれることが多い．

「いや」と言って質問に答えなかったり，母親の後ろに隠れる児がいるが，必ずしも恥ずかしがり屋と判断しないようにしたほうがよい．これらは精神遅滞の児にもよくみられる行動である．精神遅滞の児のなかにはできないことを質問されると「いや」と表現したり，拒否が強かったり，母の後ろに隠れたりする児がいる．この場合，反抗・拒否だけなのか，わからないのか，恥ずかしがっているのかを判断する必要がある．まず，とても簡単な課題をさせてみる．簡単な課題のときは得意になって答えるが，できない課題をさせられると「いや」といって逃げる場合は理解が悪いと判断される．

また母親の「今日はできませんが，家ではできます」という言葉もそのまま信じてはいけない．家では，毎日が同じことの繰り返しなので，その場の雰囲気や視覚的理解が補ってくれている可能性がある．診察室で言語理解を評価するときは，ジェスチャーを伴わないで，聴覚的な指示だけでできるかを判断する．診察室での様子をみて，初めて子どもの理解が遅れていることに気づく親も多い．

1）診察手順

診察に協力的な場合は，成人と同じように神経学的診察を行う．それに加えておもちゃを使いながら以下の項目に分けて評価していく．

a. 運動発達

① 粗大運動・協調運動

② 巧緻運動

b. 知的発達

① 言語能力

② 視覚能力

c. 社会性・行動発達

① 親への甘えかた

② 他人への反応

③ 多動，その他の行動の偏り

具体例を挙げると，おはじきと蓋付きのビンを用意して，おはじきをつまむ動作(手指の巧緻運動)，おはじきを入れる(視運動機能)，蓋を閉める(道具の操作性)などの行為を行ってもらう．さらに年長児の場合は，スプーンでおはじきをすくってビンに入れるよう指示する．この場合，ジェスチャーを加えず言語指示だけで行うと，言語理解の程度を判断することができる．また，ボール遊びを行い，ボールを目で追って受けることができるか(視運動機能，協調運動)，相手が取りやすいように投げてくれるか(相手の気持ちの理解)，「ボールを向こうのドアのところまで投げるので，取ったらお母さんに渡して」などの言語指示をどこまで理解できるか，などをみていく．

1 運動発達の診かた

発達障害でみられる運動機能障害は，手先がうまく使えない(巧緻運動が苦手)，目と手の協応が苦手(視運動機能の問題)，力の入れかた，バランスのとりかたが苦手(協調運動が苦手)，などがある．

1）粗大運動・協調運動のみかた

筋力低下，筋緊張低下，失調歩行がないかをみる．ジャンプ，squatting-arising(しゃがんで立つ)，キャッチボールなどを行うことで，ある程度推測できる．

粗大運動・協調運動の発達の目安を以下に示す．

- 2歳：階段昇降，ジャンプ．
- 3歳：片足立ち3秒，三輪車こぎ．
- 4歳：ケンケンパーを繰り返す，スキップ．

• 5歳：ブランコに乗ってこぐ，補助輪付き自転車に乗る．

a. 小脳失調

2歳前後の子どもは，成人に対して行われる神経学的診察にはのりにくい．四肢の失調（小脳半球）をみるには，リーチングで物を取らせたりボールペンのキャップを閉めさせたりして評価する．体幹失調（小脳虫部）は，座位で膝の上に両手を置いてもらうと頭部，体幹の揺れを認める（titubation）．立位にするとwide base（足幅を広げて）で立ったり，足首の腱が浮いたり沈んだりするのがみえ（バランスをとっている），しゃがんで床にあるものを取ってもらうと，両手で支えながらしゃがみ，足の裏全体をつけてバランスをとっている状態がみえる．

b. 筋力低下の鑑別

① ミオパチー：筋力低下，筋緊張低下の両方を伴う（＝瞬発力も持続力もない）近位筋優位の低下．筋の容量が少ない．線維成分で肥大しているようにみえることもある（仮性肥大）．

② 末梢神経障害：筋力低下，筋緊張低下の両方を伴う．遠位筋優位の低下，萎縮が目立つ．

③ 脳障害：筋力低下，遠位筋優位の低下．基本的に萎縮は少ないが，頭頂葉が障害された場合は萎縮が目立つことがある．

c. 発達性協調運動障害（症例 4 ⇨ 46 頁）

運動の協調が必要な日常の活動における行為が，その人の暦年齢や測定された知能から期待されるより著しく下手である場合に，発達性協調運動障害と診断される．スポーツがすごく苦手，すごく不器用，書字が下手などといわれていることが多い（コラム⑨）．協調運動が苦手な児は空間認知，視運動機能も低いことが多いのでその評価が必要である．

Key Point

知的障害では，筋緊張低下はみられるが筋力低下は伴わない．筋力と筋緊張の違いは「運動発達の診かたと各障害型の特徴」（⇨ 30 頁）を参考にする．

2）巧緻運動の診かた

a. 巧緻運動の発達の目安

- 5か月　　：ガラガラ握り．
- 7か月　　：お菓子を口までもっていく．
- 8か月　　：2本指で物をつまむ．
- 10か月　　：指腹で物をつまむ．
- 11か月　　：指先で物をつまむ．
- 1歳　　　：なぐり書き．
- 1歳6か月：積み木を積む，食べ物をスプーンで口まで運ぶ．
- 2歳　　　：簡単な衣服の着脱ができる．
- 2歳6か月：こぼさずにスプーンで食べる．
- 3歳　　　：ハサミを使える．
- 3歳6か月：箸を使ってひとりで食べる．

b. 巧緻運動の診察

筆者は診療の際，実際に以下の動作を児に行ってもらい評価をしている．

- 2歳：グー，パー，指1本・2本程度はできる（図15 ⇨ 67頁）．

column 9

不器用

スポーツが極端に苦手，折り紙が折れない，ハサミがうまく使えない，お箸がいつまでも使えない，書字が汚い，細かい作業ができない，など不器用と称される症状には，さまざまな病態が含まれている可能性がある．最も多くを占めるのが発達性協調運動障害といわれるもので，明らかな神経所見がないにもかかわらず，巧緻運動，協調運動が苦手である．広汎性発達障害（アスペルガー障害も含む）や学習障害に伴うことも多い．その他，不器用を呈しうるものとして，小脳失調，基底核障害による不随意運動，軽度の麻痺がある．さらに運動失行（ideomotor dyspraxia, ideational dyspraxia, dressing dyspraxia, oromotor dyspraxia, constructional dyspraxia），半側空間無視，視運動機能障害，空間認知障害も不器用にみえうるので鑑別が必要である．

参考文献

・Taft LT, et al. Clumsy child. Pediatr Rev 10：247–253, 1989

- 3歳：指折り，指1本・2本・3本，拇指と小指でタッピングができる．
- 4歳：拇指と他指の対立運動を両手で同時に行うことができる．
- 5歳：拇指と他指の対立運動が手をみないでスムーズにできる．

c. 顔の巧緻運動の診察

片目を交互につぶる，片頬を交互に膨らませる，頬の内側から舌を突き出す，肩の上下運動を行う(4歳ではほぼ可能)．

Key Point

指の巧緻運動の苦手な児は顔の巧緻運動も苦手なことが多い．脳の支配分布が両者で隣り合っているためである．

2 知的発達の診かた

① 言語能力と② 視覚能力に分けてみる．

さらに可能であれば，

言語能力は a)理解，b)表出に分けてみる．

視覚能力は a)形態認知，b)空間認知，c)構成行為に分けてみる．

それぞれ，いずれが優位に発達しているか評価する．

全体的な能力では言語優位か視覚優位か，言語能力では表出優位か理解優位か，の評価を行う．言語は特に理解の評価が重要である．

例)呼びかけたり，名前を呼んでも振り向かないが，物を目の近くにもっていくと，物にはすぐに反応する．

→この場合は視覚優位と判断され，自閉症の児に多い(視覚＞言語)．

例)「家では，テレビのスイッチもわかるし，ビデオの操作方法もわかります．インターネットもひとりで操作して遊んでいます」という場合は，視覚＞言語であることが多い．この場合，言語理解を評価するため，視覚刺激をできるだけ与えずに言語指示をしてみる．例えば「テレビを消してちょうだい」をジェスチャーなしで言語指示だけで行えるか確認する．

1) 言語能力の診かた

診察室では児が緊張してしまい，診察に全くのらないことも多い．その場合は問診に頼らざるえない．問診をすると母親は「家では“ゴミポイして”と言うと捨てにいきます，“お出かけするよ”というと玄関で待っています．なんでもわかっています」と答える場合が多い．自宅では毎日同じ環境（家）で過ごしているので，鞄を持って，母親がお出かけ用の洋服を着て「お出かけするよ」というと雰囲気で判断して玄関で待っているという可能性がある．違う環境（例えば公園）で言葉のみで「○○持ってきて」と指示した場合にできるかどうか，確認してもらう必要がある．

① **言語理解が悪い場合のサイン**：質問すると，「いやだ」と言って拒否する，母親に抱きつく，聞こえないふりをする．別の課題をやりだす，自分の好きなことを話し始める，話しかけに無関心，オウム返しをする．このような場合は言語理解が不十分な可能性を考えて評価を行う．

② **言語表出優位な場合のサイン**：質問しても指差ししてくれないが，ひとりで名前を言いながら絵本を指差すことはできる．状況に関係する単語はなんとなく表出している．難しい言葉も時々しゃべっている．むしろ多弁のこともある．一見言語発達は良好にみえるが，こちらから質問すると答えられない．視覚刺激に反応して単語を言ったり，関係ないことをしゃべったり，またはオウム返しをする，などの様子がみられる．

a. 言語理解の評価（注：ジェスチャーはしない）

「ウサギ（の人形）を取ってください」（1つの指示）

「カエル（の人形）をお母さんに渡してください」（2つの指示）

2歳では2つの指示に対する行為が可能である（コラム⑩）．

b. 復唱をさせる

記憶のみでなく内容理解の能力が必要である．

- 2歳：2語文の復唱が目安．2語文の復唱ができる児はだいたい2つの指示が理解できる．
- 3歳：3語文の復唱が目安．3語文の復唱ができる児は3つの指示も理解できる．
- 4歳：4語文「男の子は青いコップを落とした」の文章の復唱ができる．

c. 状況判断

- 2歳6か月：イラストの顔の表情（泣く，笑う，怒る）が区別可能になる（図

16 ⇨ 69 頁).

- 3 歳 6 か月：動物園の絵をみせて少しのヒントを与えると「動物園」と言えることが多い．迷子の男の子をみて，「ひとりぼっち」「お母さんいない」，と表現できる(図 17 ⇨ 73 頁).

d. 身体のパーツの理解

教えていなくても，日常生活の会話から自然にわかるようになる．できない場合に，母親は「まだ教えていない」と答えることが多い．

- 1 歳　　　　：頭，お腹，お尻．
- 1 歳 6 か月 ：目，鼻，口．
- 1 歳 10 か月：爪，歯．

その後，あご・腰など普段あまり使わない部分の理解が可能となり，4〜5 歳になると，心臓・肺などみえない部分も理解できるようになる．

e. 意味理解が可能な文章の長さ

物の名前を複数個言って，その後で，物を提示して指差しさせる．

2 単語系列の言語指示で指差しができるときは 2 語文の理解が可能で，3 単語系列の指差しができれば 3 語文の理解が可能である．

2) 視覚能力の診かた

a. 型はめ(形態認知能力)

三角・四角の型はめは 1 歳ごろからできる．

column ⑩
指示が入らない

精神遅滞(MR)，注意欠陥/多動性障害(AD/HD)，広汎性発達障害(PDD)の児でみられる．MR 児では言語理解が悪いため，無視したり逃げたりする．絵本を読み聞かせるときどんどんページをめくったり，途中から他のことをし始めるときは理解ができていないことによる場合がある．AD/HD 児では指示は理解できているが意図的に指示に従わない，興味がなく指示に従う意志がない，他のことに注意を向けている，などが考えられる．PDD 児では言語表出優位で言語理解が十分でないことが多いため，相手の出した難しい指示を理解できずに応答していないことがある．また自分でルールをつくり，興味がないことはやらない，無視する，こともある．

b.　パズルボックス（立体認知能力）（図 14 ⇨ 67 頁）

1 歳 10 か月ごろから立体的なパズルボックスができる（簡単な三角錐・立方体・球）．2 歳半で数字，アルファベットの形態認知ができる．

c.　手の指まね（視覚構成，巧緻運動）

2 歳でグーパー，2 歳半で指 1～2 本，3 歳で指 3 本，三角，メガネのまね，4 歳でキツネができる（図 15 ⇨ 67 頁）．

d.　積み木をまねて並べる（空間認知）

3 歳では，3 個の積み木でいろいろな形をまねて作ることができる．また，碁盤上の 1 つのおはじきの位置をまねて動かせる．4 歳では碁盤で 2 つのおはじきの位置を同時にまねて動かせる（図 18 ⇨ 73 頁）．

3　社会性・行動発達の診かた

1）診察室内での行動観察

知的発達年齢を推定して，その年齢に合った行動をしているかどうかをみる．

a.　精神遅滞

言語理解発達年齢相当の行動を示す（年齢に比べて幼い行動，母親にくっついて離れないなど）．例えば 3 歳の児を診察する際に，言語発達年齢が 1 歳 6 か月相当であれば，診察室をあちこち歩き回っても多動とは判断しない．3 歳程度の言語発達レベルであれば多動と判断してもよいかもしれない．

b.　広汎性発達障害

知的発達レベルと必ずしも相関しない偏った行動がみられる．他人（医師）が近くにいるのに，全く無視して遊ぶ（診察室のパソコンを平気で触る，など）．母親から話を聞いている間，健常児や精神遅滞児は退屈して自分のほうをみてもらうために母親と医師の話の邪魔をし始める．広汎性発達障害児は，気にすることなく，勝手に周囲にある物で遊んでいることが多い．

2）やりとりができるかどうかの評価

診察室でボール遊びをすると，相手を意識しているか，マイペースであるか，がわかる．ボールのやりとりをしながらボールを目で追っているか，相手の取りやすい方向に投げているか，やりとりが続くか，を評価する．健常児や精神遅滞児は検者に投げるか，恥ずかしがって母親のところに持っていく．広汎性発達障害児は自分の好きなところに投げてしまい，やりとりが続かない．

またボールのやりとりをしながら，指示を出して，言語理解の評価もする．「ボールを取ったら次はお母さんに投げて」「ボールを取ったら次は足でキックして」などの指示を行い，応答できるかをみる．

症例 3 **広汎性発達障害，視運動機能障害**

4 歳 男児 〈主訴〉ころびやすい

在胎 39 週 2 日，2,876 g で出生．妊娠分娩には異常はなかった．言語発達の遅れがあり 3 歳より地域の発達センターで指導を受けている．よくころんで頭をぶつける，目の前に物があってもよくぶつかってしまう，などの様子から目に異常があるのではないかということで当科を受診した．4 歳時の新版 K 式発達検査では，姿勢・運動 86，認知・適応 82，言語・社会 96，全検査 DQ 89 であった．多動とこだわりがあり，発達センターでは広汎性発達障害と診断されていた．

通常の神経学的所見では明らかな異常は認められなかった．対面式の視野検査は正常であった．眼球運動の滑動性追従運動のスムーズさがかなり悪く，頭も同時に動くことがたびたびあった．片足立ちは 3 秒程度しかできず，ケンケン，スキップができなかった．ボールをキャッチすることができず，目で追うこともほとんどできなかった．積み木の形のまね，碁盤のおはじきの位置のまね，は可能であった．眼科検査では視力・視野・眼位・眼底とも異常を認めなかった．ぶつかったりころんだりするのは，視運動機能障害によるものと考え，Frostig 視知覚発達検査を行った．生活年齢 4 歳 0 か月で，Ⅰ. 視覚運動の協応：3 歳 3 か月，Ⅱ. 図形と素地：3 歳 8 か月，Ⅲ. 形の恒常性：4 歳 11 か月，Ⅳ. 空間における位置：5 歳 1 か月，Ⅴ. 空間関係：4 歳 0 か月であり，ⅠとⅡが低かった．

広汎性発達障害では，さまざまな認知の偏りがみられることが多いので発達検査は必須である．症状に応じてさまざまな心理検査を加えていく必要がある．

症例4　発達性協調運動障害

4歳2か月 女児　〈主訴〉独歩の遅れ

1歳6か月児健診で独歩ができないことを指摘され受診した．

在胎38週，出生体重2,064gで子宮内胎児発育不全がみられたが，分娩，出生後には異常は認められなかった．定頸3か月，座位7か月，伝い歩き12か月，単語の表出9か月，模倣10か月と順調であったが，その後1歳6か月でも伝い歩きのみで独歩ができなかった．神経学的には異常を認めなかったが，下肢の筋緊張が弱く足裏の過敏性がみられた．抗重力姿勢をとること，足への感覚刺激を十分与えることを指導して経過観察としたところ，1歳10か月で独歩ができるようになった．

その後しばらく受診がなかったが，3歳4か月時に熱性けいれん重積を起こし再受診した．言語は文章レベルの表出で言語理解も正常範囲であった．指の巧緻性が悪く，指2本，指3本のまねはできず，指の構成行為(三角，メガネの形をまねる)も十分にできなかった．ジャンプはしようとするが，つま先がついたままであった．

3歳7か月では，三輪車のペダルこぎ，階段で足を交互にして上る，ボールを目で追って受ける，片足立ち3秒以上，はいずれもできなかった．頭部CT検査は正常範囲であった．発達性協調運動障害と診断し，球技遊びを十分行うことを指導した．水泳は全身の筋肉の協調運動を伴うのでスイミングスクールも継続してもらった．日常生活ではできるだけ達成感と自信をもたせることが大事であり，例えばボタンはめは最後の2つを残して本人にやってもらう，苦手なものは，最初のいくつかを介助してあげて残りを本人にやらせ完成させるようにして，達成感を与えるように指導した．

4歳2か月受診時では，自転車のペダルこぎ，ブランコこぎ，片足ケンケン，はいずれもできなかった．指の対立運動，指折りも拙劣で，指の視覚構成も不良，模写では交わった3本線，家の絵がほとんど描けなかった．協調運動障害に加え巧緻運動，空間認知，視覚構成が不良と判断された．

このような子どもたちは就学後，周囲より「のろい」「怠け者」とみられてしまうことがあり，学年が上がると本人のself-esteem(自尊心)も低下することもあるので周囲の理解が必要である．また協調運動障害がある児は空間認知障害，視運動機能障害を伴っていることが多いので，その評価と指導も必要である．

III

乳幼児健診における発達障害の診かた

A 異常をみつけるキーポイント

1 1か月児

1）体重増加をみる

約30〜40 g/日で1か月に1 kg増加が目安で，水分(ミルク)摂取量は約150 mL/kg/日である．内臓疾患や代謝内分泌疾患がないにもかかわらず哺乳不良があったり，哺乳が下手な場合は，発達に問題がないか経過をみる必要がある(コラム⑪⇨50頁)．

2）身体所見

大奇形・小奇形の有無をみて，奇形症候群の可能性がないかを確認する．

眼を診察し，白色瞳孔(網膜芽細胞腫・白内障)の有無をみる．股関節の開排制限のチェック，頭囲(大頭症・小頭症)の確認も重要である．

3）神経学的所見

腹臥位，仰臥位での姿勢をみる．姿勢は屈曲位(図4)が正常である．

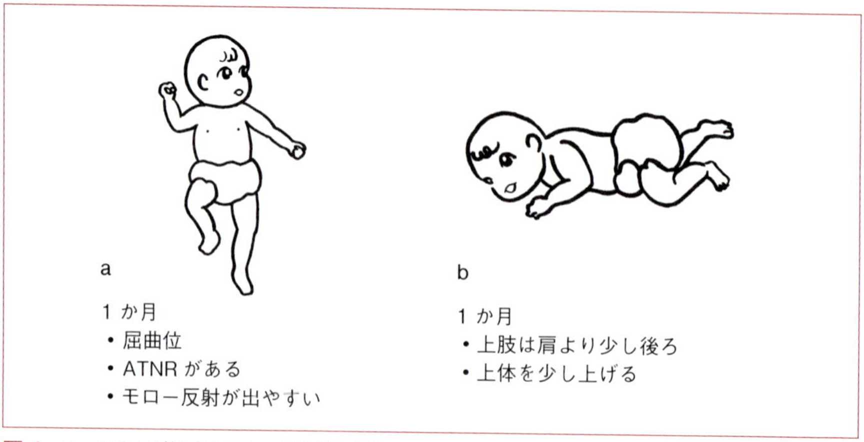

図4 1〜2か月仰臥位(a)，腹臥位(b)

筋緊張亢進・低下がないかをみる．身体が柔らかすぎる場合（floppy infant：筋緊張低下児），腹臥位にて反り返りやすい場合は経過観察が必要である．

モロー（Moro）反射は特別に誘発する必要はなく，診察している間に自然に出現する．モロー反射出現時の四肢の動きの左右差をみる．

聴覚・視覚の反応をみる．聴覚は音に少し反応するのみである（聴力の発達⇨103頁）．視力は0.05程度でぼんやりとみえている（視力の発達⇨102頁）．

Key Point

哺乳不良は，発達障害のリスクファクターとして経過をみる．神経学的所見では腹臥位と仰臥位の姿勢をみるのが重要である．

column
⑪ **体重増加不良(FTT：failure to thrive)と発達障害**

体重増加不良(FTT)は体重が成長曲線で10パーセンタイル以下，またはある期間の体重増加が不良の場合に診断される．FTTはorganic(器質的)FTTとnon-organic(非器質的)FTTに分けられる．一般的に器質的基礎疾患がある児は全体の10%程度である．ほとんどのFTT児は器質的疾患のないnon-organic FTTである．

non-organic FTT児の経過を追うと，そのなかには，後に広汎性発達障害，アスペルガー障害，注意欠陥/多動性障害，境界型知能などの発達障害と診断されることがある．親の養育不十分な理由(就労で忙しい，病弱であるなど)が明らかでない場合には，養育者自身が精神疾患(統合失調症，うつ病)，境界型知能，アスペルガー障害，境界性パーソナリティ障害などである可能性も考慮しなければならない．母乳栄養や授乳間隔の過度のこだわり，食物アレルギーへの過度の不安，教科書どおりの離乳食の進めかたへのこだわり，などが常識を超えていないかよく話を聞いてみる．子どもが母の期待したほど食事を摂取しない場合は強制的な食事の与えかたになり，それが心理的拒否を引き起こして事態をさらに悪化させる．

また子ども自身の発達に問題はないかみなくてはいけない．乳児は生後3～4か月までは反射で吸啜するので，この時期は知的障害，脳障害があっても比較的上手に飲める．それ以後の随意的な吸啜に移行してくる時期に飲みかたが下手になったり(脳性麻痺，精神遅滞，境界型知能)，味覚過敏，口腔過敏(発達障害，未熟児出生)で飲みたがらなくなってくることがある．この場合，哺乳時の様子を観察することで，飲みかたが下手なのか(むせながら飲む，飲むことにエネルギーを使ってすぐ疲れてしまう)，過敏があるかなどの判断ができる．その他の神経学的な症状(筋緊張の低下・亢進，反り返り，易刺激性，感覚過敏，人への関心，年齢相応のおもちゃの操作性)も参考にして判断する．このような子どもたちでも，明らかな嚥下障害がなければ通常は3～12か月経過後再び飲めるようになる．

多くの場合，養育者が食事摂取に一生懸命なあまり強制的に食事をさせ，児が食事を苦痛なものとして受けとり，心理的拒否が加わって長期化していることがある．摂食障害は一時的なもので，体重増加不良が脳や内臓発達にそれほど大きな影響を与えないことを伝え，焦らないで待つことを指導する必要がある．

1か月
3〜4か月
6〜8か月
9〜11か月
1歳〜1歳2か月
1歳6か月
2歳
3歳
4歳
5歳

2 3〜4か月児

体重増加は15〜30 g/日程度である．一般的に胸囲のほうが頭囲より大きくなる．頭囲が±2 SDをはずれる場合は経過観察が必要である（コラム⑫，症例5⇨55頁）．頭部の強い変形は非対称性緊張性頸反射（ATNR）が長く残存していることの指標である場合もあるので注意してみる．

1）頸のすわりをみる

3か月ごろから頸が安定しはじめ，4か月では90％の児の頸がすわる．引き起こし反射（traction response）では，泣いて反り返り反射をうまく引き出せないことがある．座位にして両肩を支えながら左右前後に体幹を傾けた際に頸を正面にしようとする視性立ち直り反射をみるほうが判定しやすいことも多い（図5）．視性立ち直り反射は左右よりも前後のほうが先に確立するが，4か月を過ぎても前後が不安定な場合は異常である．

2）追視をみる

物に対する興味と追視をみる．左右180度程度追うことができる．赤，緑，黄色のおもちゃに反応しやすい．乳児は早期から顔に近い形態の物により興味を示

column ⑫

頭囲拡大

頭囲拡大は自閉症や発達遅滞のリスクファクターであることが以前から知られている．自閉症児の脳は生後1〜2か月の間と6〜14か月の間の2回に急激な増加があり，脳容量が同年齢の正常児群と比べて大きいという報告が多い．出生時は自閉症児と健常児に有意差はないが，その後頭囲増加が加速し生後1年以内の時期に差がみられることが多い．4歳ごろまでに増加はおさまり，青年期には頭囲は健常者と変わらなくなるといわれている．乳児期に頭囲拡大で受診し水頭症などの器質的疾患が否定されても，発達障害のリスクファクターと考えて2歳ごろまで経過をみるのがよいであろう．

参考文献

・橋本俊顕（編）．脳の形態と機能で理解する自閉症スペクトラム．診断と治療社，2008
・Courchesne E, et al. Evidence of brain overgrowth in the first year of life in autism. JAMA 290：337-344，2003

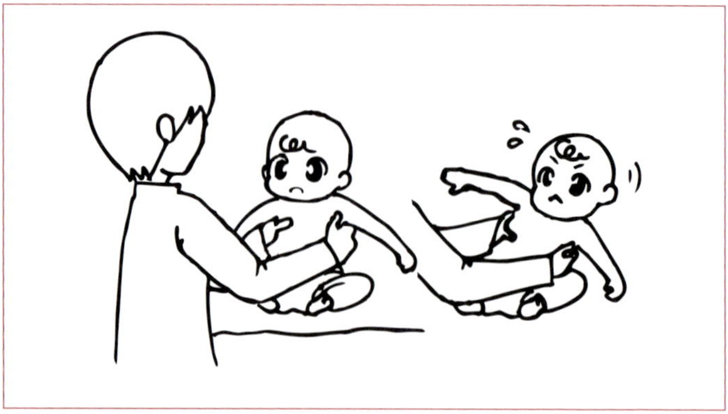

図 5　視性立ち直り反射

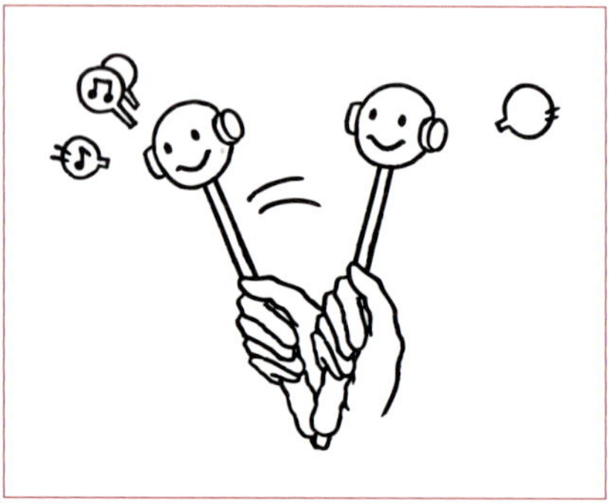

図 6　追視用おもちゃ

すといわれている（コラム⑬）．筆者は図 6 のような音が鳴るおもちゃを追視の確認に用いている．4 か月を過ぎると，みえた物を触りたそうに手をもじもじ動かしているのがみられる．4 か月を過ぎても物を追わないときは異常である（視力の

column
⑬ 赤ちゃんは笑顔が好き

検者の顔を目で追ってもらうためには，検者は口を開け歯をみせながら行うほうがよい．コントラストのはっきりしているほうが反応がよいためである．

発達・眼球運動の発達⇨102頁）．まれにdelayed visual maturationといって固視・追視が遅れるが，生後4〜6か月で正常範囲に追いつく病態がある（コラム⑭）．

3）音源定位をみる

音が出ている方向に振り向く．4か月を過ぎても音に反応がないのは異常である（聴力の発達⇨103頁）．

4）人への興味をみる

3か月を過ぎると，目を合わせると顔を追ってくれる．笑うと笑い返すことも多い．4か月を過ぎても人に関心がなく目が合わないときは，経過観察が必要である．

5）原始反射の有無をみる

3か月を過ぎると，手の把握反射は減弱して手は開いていることが多くなる．非対称性緊張性頸反射（ATNR）は遅くとも5か月までには消失する（図7）．把握反射，ATNRが残存し続ける場合は経過観察が必要である．

6）腹臥位の姿勢をみる

腹臥位で45度くらい頭を上げることができる．屈曲位が和らぎ，腹臥位では上肢は肩より前に出て肘で身体を支えるようになる（図8）．腹臥位で上肢が肩より後ろにある場合は経過観察が必要である．

column ⑭
delayed visual maturation

生後4か月を過ぎても固視・追視がなくあたかも視力障害があるようにみえるが，眼科的検査では水晶体・網膜・視神経などには異常が認められず，生後6か月ごろから徐々に視覚的発達が促されて最終的に正常範囲となる病態をいう．視覚経路の髄鞘化の遅れによると考えられており，低出生体重児にやや多い．視覚誘発電位（visual evoked potential）は正常で，他の視覚障害のように眼振を伴うことはほとんどない．必ずしもすべての例で予後が良好ではなく，一部に発達の遅れが明らかになることもある．生後6か月以降も視覚発達が悪い場合は，皮質性視覚障害やLeber病などを考慮して再評価が必要である．

参考文献

・Cole GF, et al. Delayed visual maturation. Arch Dis Child 59：107-110, 1984

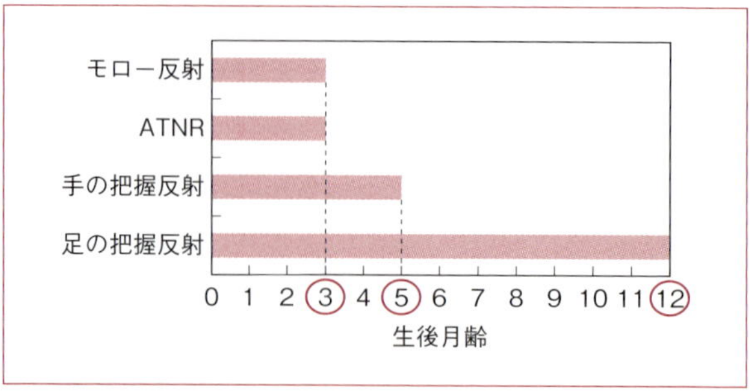

図 7　原始反射の消失時期

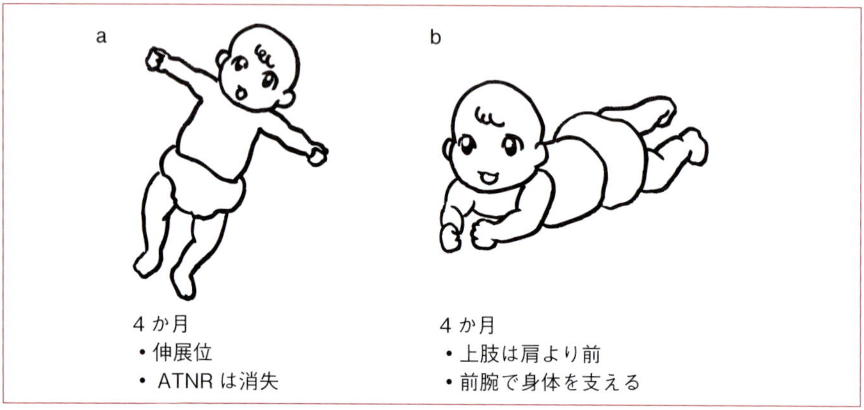

図 8　3〜4 か月仰臥位(a)，腹臥位(b)

Key Point

知的発達・社会性をみるには追視と人への反応，運動発達をみるには原始反射と仰臥位・腹臥位姿勢をみる.

症例5　頭囲拡大，広汎性発達障害（分類不能型）

2歳4か月 男児　〈主訴〉頭囲拡大

在胎34週，1,842gで出生．妊娠中は異常なく，普通分娩による出産であった．1歳6か月時に頭囲拡大があり受診した．独歩は可能であったが，ごっこ遊びに関心を示さず，指示が入りにくく，マイペースであった．受診時には頭囲は＋2SD以上であったが次第に正常範囲となった．2歳時の運動機能では，走る，ジャンプは可能であったが，巧緻運動，言語理解が不良であった．言語表出では，単語は20以上の表出があったが独語が多く指示が入りにくかった．身体部分の指差し（目，鼻，耳など），絵本の指差しはできるときとできないときがあり，2つ以上の指示には応じられなかった．診察室では言語表出は多いが会話にならず，落ち着きのなさが目立った．2歳4か月時の新版K式発達検査では，姿勢・運動133，認知・適応86，言語・社会62，全領域83であり，知的機能はボーダーラインで，視覚優位の発達を示した．2歳4か月時では2語文をしゃべっているが，会話にはなりにくく，診察に協力できるのは短時間のみであった．児童館でも集団に入らず，走り回っているとのことであった．こだわりはなかったが，砂や粘土を触るのをいやがり，衣服が少しでも濡れると着替えたがるという感覚過敏の症状がみられた．

頭囲拡大は広汎性発達障害のリスクファクターの一つである．水頭症のような器質的疾患が否定されても，言語・行動について少なくとも2歳くらいまでは経過をみたほうがよい．

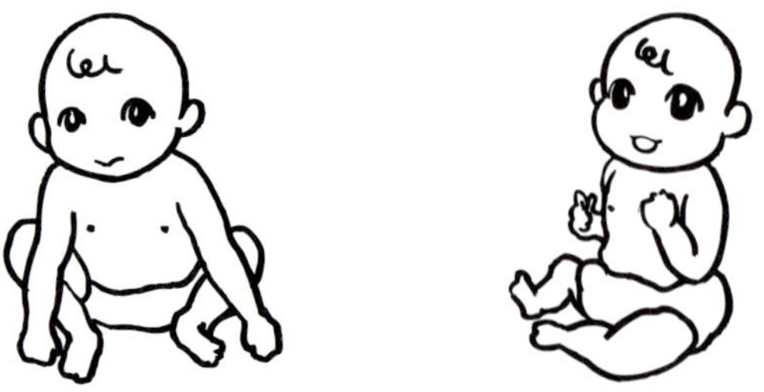
6 か月
•手をついて座る
7～8 か月
•手の支えなしで座れる

図 9　6～8 か月座位

3　6～8 か月児

1）座位の安定性をみる

6 か月では両手を前について身体を支えられ，7 か月では手の支えなしで座れ，8 か月になると身体を回転して後ろの物も取れるようになる(図 9).

2）人に対する反応をみる

物より人に興味をもつ．知らない人をじっとみつめたり，不安そうな顔をしたりする．物には興味を示すが人に全く興味を示さないときは経過観察が必要である．

3）おもちゃの遊びかたをみる

4 か月ごろよりおもちゃに手を伸ばすようになる．6 か月では，おもちゃを渡すと何でも口にもっていくか同じパターンで触ったりする程度だが，7 か月ごろよりおもちゃの種類によって眺めたり振ったりするなど，おもちゃに合った反応を示す．8 か月以降でどんなおもちゃを渡しても同じような反応しかしない，あるいは，おもちゃに関心を示さずすぐに離してしまう場合は，経過観察が必要である(知的発達の診かた⇨ 31 頁).

4）腹臥位姿勢をみる

腹臥位にすると，頭と胸を上げ手掌で身体を支えることができる(図 10)．腹臥位にしても手を使って身体を支えようとしない児の多くは，上肢をどのように

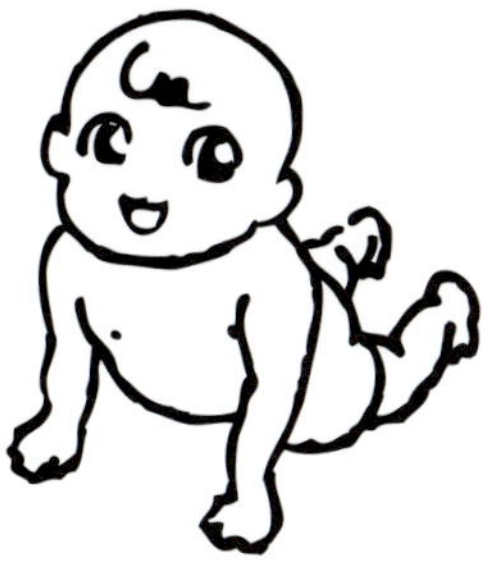

6〜7 か月
・手掌で身体を支える

図 10　6〜7 か月腹臥位

使ったらいいかわからない場合が多い．この場合，おもちゃへの手の伸ばしかた，おもちゃの操作性も未熟なことが多い．

Key Point

知的発達はおもちゃの操作性と人に対する反応で評価し，運動発達は座位のパターンと腹臥位姿勢でみる．

4　9〜11 か月児

1）移動のしかたをみる

a）四つ這い

四肢の交互性は良好か(右手と左足，左手と右足が交互に動いているか)，手掌と膝での通常の四つ這いか，膝をつけず手掌と足を動かす四つ這い(高這い)か，を評価する．片足のみ膝をつけている場合は麻痺や筋緊張の低下の有無を確認する(交互性不良の場合，下肢の交互の屈伸運動を指導する)(図 25 ⇨ 82 頁)．

b）つかまり立ち・伝い歩き

8〜10 か月ごろからつかまり立ちが可能となり，11 か月ごろから伝い歩きが可能となる．

まだ立位保持が困難でも，腋窩支持抱きで立位を取らせると足底をつけて自分の体重を支える．

足底をつけたがらず足指を握ってしまう場合→コラム⑦参照(⇨ 34 頁)．

立位をとる際に wide base(肩幅より広く両足を開く)となってしまう場合→筋緊張低下を疑う．

2）手指の巧緻運動をみる

8 か月ごろから指の腹で物をつまむこと(scissor grasp)が可能となり，11 か月ごろからは指先で物をつまむこと(pincer grasp)も可能となる．これらのつまみかたが可能となることによって，おもちゃの操作性(ボタンを押す・ひもを引っ張るなど)が良好となっていく．

3）動作模倣をみる

9〜10 か月ごろから「バイバイ」「おててパチパチ」などのジェスチャーをみて模倣することが可能となる．徐々にジェスチャーなしで「バイバイ」などの言葉のみでも手を振るジェスチャーができるようになる．

模倣は指差しや言語表出の前段階であるため，模倣をしていない児には積極的に，目を合わせて，声かけをしながら，児の手も触りながら誘導するようにする．

4）後追いの有無をみる

母などの養育者への愛着形成として後追いが始まる．

1歳を過ぎても後追いがない場合は，社会性の発達（対人関係）に問題がないか注意してみていく必要がある．

5）言語模倣・指差し（共感・要求）の有無をみる

「ママ」「マンマ」などの言語の模倣が可能となる．音を模倣している段階であり，意味は理解していなくてよい．また，興味のある物などへの指差しが始まる．指1本を立てた指差しではなく手を差し出す「手差し」であってもよい．

Key Point

運動発達を粗大運動と巧緻運動に分けて評価することが可能となる．粗大運動は移動のしかた，巧緻運動は物のつまみかたをみる．知的発達は模倣と後追いの有無で評価する．

5　1歳～1歳2か月児

1）移動のしかたをみる

1歳児の60％が独歩可能で，95％でつかまり立ちが可能である．四つ這いをせず，懸垂姿勢にしても足をつきたがらない児がいる（コラム⑮）．四つ這いをせず座位のまま移動する子はshuffling babyとよばれる（コラム⑦⇨34頁）．両者とも独歩の時期は1歳6か月～2歳と遅れることが多い．1歳2か月で明らかな麻痺がないのに立位ができない場合は，運動発達のみでなく言語・社会性の発達についても最低2歳ごろまで経過をみる必要がある．

2）模倣と指差しをみる

10か月ごろから「ちょうだい」「どうぞ」の意味がわかり，バンザイ，バイバイの模倣ができるようになる（80％以上の1歳児で可能である）．指差しは「要求の指差し（あれとって）」，「共感の指差し（あれみて）」が10か月ごろからできるようになる．1歳2か月を過ぎても，指差し，模倣がない場合は経過観察が必要である．

3）手と目の協応動作，おもちゃの操作性をみる

物をつまんでビンの中に入れることができる．1歳2か月になるとビンに物を入れ，蓋を閉めるところまでできる（図11）．おはじき入れを行うことで指の巧緻性，手と目の協応，道具の操作性，社会性（やりとり遊び）を評価することができる．1歳4か月を過ぎても，指でつまめない，ビンに入れることができない，おはじきは持つが目的以外のことで勝手に遊んでしまう，などがみられる場合は経過観察が必要である．

Key Point

運動発達はどんな形であれ移動ができていれば大きな問題はない．知的発達と社会性の発達は模倣と指差しが大事であり，1歳を過ぎても模倣がない場合は遅れとして経過をみる．

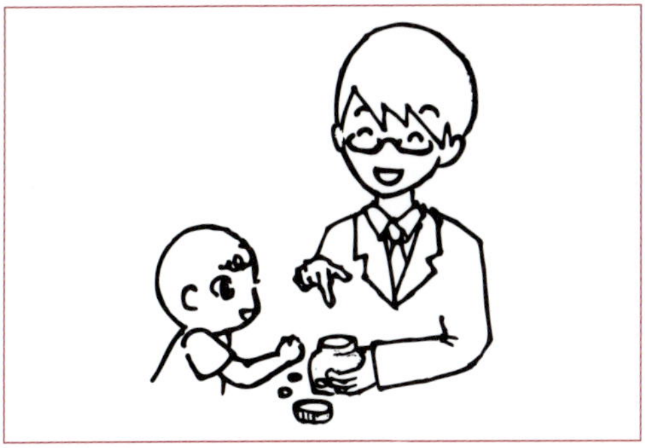

図 11　おはじき入れと蓋閉め

column

⑮ 四つ這いしない児，足をつきたがらない児

原因として，手掌・足底の過敏性，四肢のボディイメージの不確立，身体全体の低緊張，平衡感覚・空間認知の偏りのため腹臥位が苦手，などが推測されている．

対応としては，四肢への十分な触覚刺激，さまざまな姿勢にして前庭神経系に刺激を与える，手掌・足底への体重負荷，四肢の屈伸運動，などを行う．四つ這いをしない場合は，親の大腿部の上に児をうつ伏せにしてのせ，手掌を床につけさせ大腿部の上で児の重心を移動させて手掌に体重がかかるようにする．足をつきたがらない場合は，親の膝の上に児のお尻をのせ，児の膝を上から押し足の裏全体に体重がかかるようにして，テーブルの上のおもちゃで遊ばせるようにする(図)．

参考文献

・瀬川昌也．Locomotion の発達とその異常(Ⅰ)．臨床脳波 41：385-391，1999

・瀬川昌也．Locomotion の発達とその異常(Ⅱ)．臨床脳波 41：453-460，1999

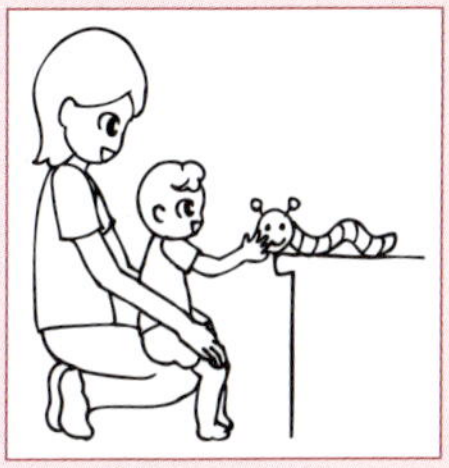

症例 6　精神運動発達遅滞

12 か月 男児　〈主訴〉発達の遅れ

在胎 36 週 4 日，2,586 g で出生．出生直後より胎便性腹膜炎を発症し約 1 か月間 NICU に入院した．退院後は新生児科で経過観察がなされていた．定頸は 3 か月，座位 8 か月，寝返り 8 か月であったが，その後四つ這いなどの移動をしないため，発達評価のため 12 か月時に受診した．要求の指差しはなく，模倣も明らかなものはまだみられないとのことだった．

神経学的には，追視の際に軽度の眼振がみられた．筋緊張は全体的に柔らかく，四肢の腱反射は正常で下肢のクローヌスもなかった．座位は安定しているが腹臥位にしても上体を少し上げるだけで，おもちゃで誘っても移動する様子がなかった．「ちょうだい」のジェスチャーに応じてくれず，おもちゃをみせてもなかなか取ろうとしなかった．おもちゃを手に握らせると，どんなおもちゃでも口にもっていくだけで，眺めたり振ったりして遊ぶことはなかった．おもちゃの操作性は感覚遊びのレベルで，物や人への興味も少なく，要求の動作もなかった．運動発達は 8 か月レベル，知的発達は 6 か月レベルと考えられた．原始反射，病的反射はなく，四肢に明らかな麻痺はないため精神遅滞のタイプと考え経過観察を行っている（運動発達の診かたと各障害型の特徴⇨ 30 頁）．

6 1歳6か月児

1）独歩のしかたをみる

18か月では，99％以上の子どもがひとりで歩けるようになる．18か月を過ぎても独歩できないときは評価が必要である．つま先歩行をしている場合は表6のような疾患も疑われるので経過観察が必要である（コラム⑯⇨65頁）．

2）応答の指差しと言語理解をみる

18か月ごろから応答の指差しが可能になり，質問により自分の身体部分の指差しができるようになる．この年齢では，少なくとも頭・お腹はわかり，耳・目・口・鼻の1つ以上がわかることが多い．絵本を読んでもらいたがり，「ワンワンどれ？　ニャンニャンどれ？」程度の応答の指差しは可能であることが多い．自分勝手にワンワン，ニャンニャンといいながら指差しをするのは応答の指差しとはみなさない．

言語表出については，1歳男児の80％，女児の90％が単語5語以上といわれているが実際は個人差が激しい．言語理解が年齢相当であれば，言語表出は少なくても問題のないことが多い．

この時期に要求の指差し（あれとって）が出ていない場合は，明らかに異常である（図12）．

3）ごっこ遊びができる

自動車，お人形でそれらしく遊んだり，人形にご飯をあげたりすることができ

表6　つま先歩行をみて疑うべき疾患と神経症状

各疾患における頻度
- 自閉性障害（62.9％）
- 言語コミュニケーション障害（40.2％）
- 精神遅滞（35.8％）
- 学習障害（20.0％）

各神経症状における合併頻度
- 巧緻運動の遅れ（33％）
- 粗大運動の遅れ（40％）
- 視運動機能の遅れ（27％）
- 受容あるいは表出言語の遅れ（77％）

る．診察室では食物のミニチュアとパペットを用い，「ちょうだい」と誘って反応をみる(図 13)．遊びに誘っても全く無関心なときは経過観察が必要である．

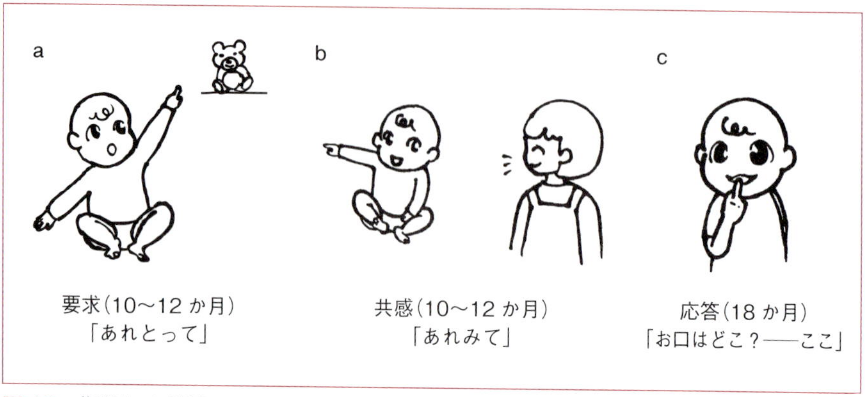

図 12　指差しの発達

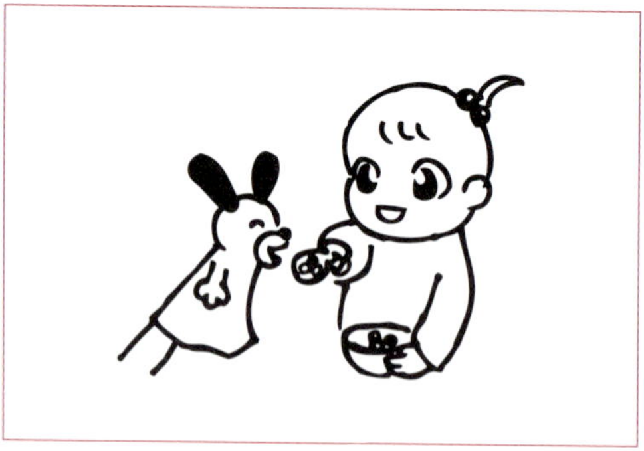

図 13　ごっこ遊び

Key Point

1 歳 6 か月ごろからは運動機能よりも，言語理解と社会性の発達の評価に重点をおく．応答の指差しとごっこ遊び(やりとり遊び)ができればおおむね安心である．

column ⑯
つま先歩行（toe-walking）

つま先歩行は正常のバリエーションであることが多いが，発達障害児に多くみられることが知られている．まず脳性麻痺や脊髄疾患，筋疾患を否定しなければならないが，発達障害にみられるつま先歩行は，多くは間歇的で一過性である．歩行するときだけつま先立ちになることが多く，立位では足の裏をつけていることが痙性麻痺との鑑別になる．つま先歩行をする児の発達障害発生率は以下のように報告されている．

自閉症（感度62.9　特異度74.9），言語コミュニケーション障害（感度40.2　特異度74.1），精神遅滞（感度35.8　特異度74.9），学習障害（感度20.0　特異度62.6）．

原因として，下肢の感覚過敏やつま先歩行により筋紡錘に刺激が加わり，交互運動をしやすくなることなどが考えられている．

参考文献

- Stricker SJ, et al. Idiopathic toe walking：A comparison of treatment methods. J Pediatr Orthop 18：289−293, 1998
- Accardo P, et al. Toe walking. A marker for language disorders in the developmentally disabled. Clin Pediatr 28：347−350, 1989

7　2歳児

2歳以降は身体的合併症の新たな発見はまれになり，精神運動発達の評価が重要となってくる．精神運動発達の評価には児の協力が必要であるので，怖がらせたり緊張させたりしないような工夫が必要である．

診察室に入ってきたら興味をひきそうなおもちゃをみせ，遊びに誘うことから始める．2歳児の課題から始めるのではなく，ごく簡単なものから始め，子どもを褒めながら得意にさせ，徐々に課題のレベルを上げていくようにする．

具体的には「おはじき」と「ビン」を出し，おはじきをビンの中に入れて蓋を閉めてもらう(1歳2か月レベル)など，まず視覚的な遊びで緊張をとるようにする．

次に積み木重ねを行い，注意の持続，巧緻運動，空間認知能力をみる．続いていろいろな物を出して並べ，言語指示を出して言語理解を評価する．「何々をとってちょうだい」(1歳6か月レベル)，「何々をママに渡してちょうだい」(2歳レベル)などと指示をして反応をみる．次に絵本をみせ指差しをしてもらう．その際「もう1つ，もう少し」(2歳レベル)という意味を理解しているかをみる．

最後に粗大運動の評価としてボール投げ，ボール蹴りをしてもらう．ボールのやりとりをしながら，言語理解と社会性(例：「パパにボール渡して」と言って理解と反応をみる)を観察する．

1）粗大運動

- 走れる．
- ボールを蹴ることができる．
- ボールを(上手で)投げられる．
- 階段は手すりにつかまって1段ずつ足をそろえて登れる．
- ジャンプができる．

2）微細運動

- 積み木を6～8個積める．
- 小さなものをつまんでビンの中に入れられる．
- 蓋の開け閉めができる．パンツを脱げる．

3）言語理解

- 身体の主要部分(目・耳・鼻・口・歯・爪・臍など)がわかる．

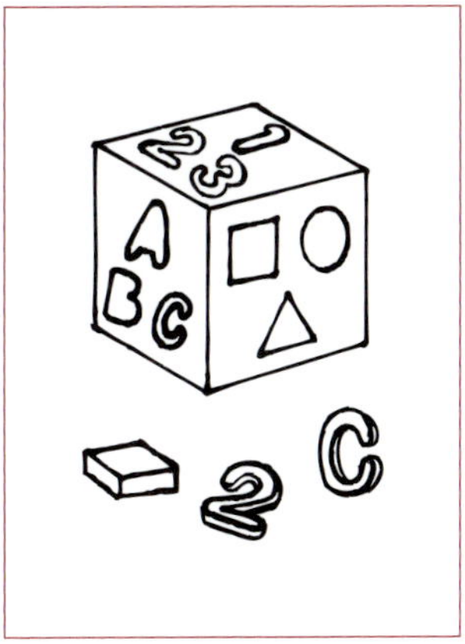

図 14　パズルボックス

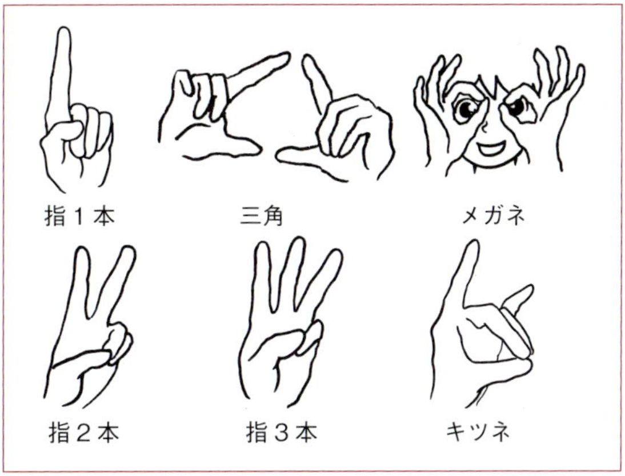

図 15　指の巧緻運動，構成行為

- ２つの指示を理解して行動できる（例：「パパに新聞渡して」）．
- 絵本で「果物」「動物」の指差しができる．
- 「もう１つ」がわかる（例：「もう１つのバナナはどれ？」）．
- 大きい小さいが区別できる（例：「大きいボールちょうだい」）．

4）言語表出

この年齢は言語理解がよければ単語数個でも構わない．言語理解が正常な児は3歳までに急激に言葉が増える．逆に3歳までに言語表出が増えない児は，言語理解に遅れがないか再度評価する必要がある．

5）視覚理解，視運動機能

- パズルボックスは少なくとも三角・四角・星ができる（図 14）．
- まねて直線が描ける．2歳半ではまねて丸が描ける．
- 検者をまねて指１本や，指２本を合わせておむすび（三角）ができる．正確ではないが，指でメガネのまねもできる（図 15）．

Key Point

おもちゃを使ったやりとりで２つの言語指示に応じてくれれば，言語理解・社会性とも発達していると推測できる．

8 3歳児

3歳もまだ緊張・不安の強い児が多い．診察の際は一緒に遊ぼうという姿勢で始める．安心させるため，2歳児と同じように簡単なおはじき遊びから始めてもよい．

慣れてきたら手の巧緻運動と指の構成行為をみる（図15）．ハイタッチをして，グー・パーをまねてもらう．指1本，指2本，指で三角をつくる，メガネをつくるなど一緒に遊ぶ感覚で行う．

次に指を使う言語指示を出す（例：「1本指を出してください」「指で顎を触ってください」など）．徐々に3つ以上の言語指示を理解して遂行することができるかみていく（例：「大きいボールはカゴに入れて，小さいボールはパパに渡してください」など）．

続いて，視運動機能・空間認知をみるため，3〜4個の積み木でいろいろな形をつくり，まねてもらう．キャッチボールをしてボールをちゃんと目で追っているか，ボールを受けることができるかをみる．

1）粗大運動

- 三輪車がこげる．
- 片足立ちが3秒できる．
- 階段を手すりなしで片足ずつ交互に登れる．
- 30 cmの高さから飛び降りられる．

2）微細運動・協調運動

- 大きなボタンをはめられる．
- パンツがはける．
- ハサミで直線に沿って切れる．
- お箸が使える．
- 靴をひとりではける．
- 拇指と人差し指を合わせてタッピングができる．
- つま先歩き（2歳半）やかかと歩き（3歳）ができる．
- ボールを腕全体でキャッチできる．
- 積み木を8個積める．

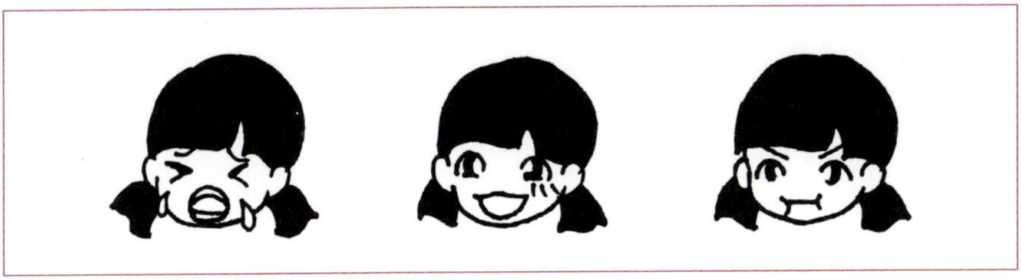

図 16　顔の表情の区別

3）言語理解

- 身体の細かい部分（あご・腰など）がわかる．
- 高い・低いがわかる．
- 赤・青・黄・緑色がわかる．
- バナナ・リンゴを指差しさせた後「バナナの色，リンゴの色はどれ」と言って色を指差しすることができる．
- イラストの顔の表情「泣いている子，笑っている子，怒っている子」がわかる（図 16）．

4）言語表出

- 名前と年齢が言える．
- 2語文（例：赤い風船）は確実に，3語文（例：赤い服の女の子）も多くは復唱できる．

2歳ごろ，発達性表出性（受容性）言語障害（予後良好とされている）と診断されていた児で，この年齢になっても単語しかしゃべらないときは，言語理解も多少遅れている可能性があるので言語理解度を正確に評価する必要がある（コラム⑰）．

5）視覚理解，視運動機能，視覚構成

- パズルボックスは「ABC などの英字」「123 などの数字」もできる（図 14）．
- 顔らしい絵を描く．
- 指1本，指2本をまねできる．指三角・メガネのまねができる（図 15）．
- 積み木で車や家をつくって遊ぶ．

Key Point

3 歳では 2 つの言語指示に確実に応答できる．空間認知や視覚構成を評価するためにパズルボックスや指の形のまねをしてもらう．パズルボックスで立方体・球・三角錐ができない場合は明らかに遅れている．

column
⑰ **発達性表出性言語障害**

自分からはしゃべらないが，言われたことは何でもわかっている．社会性も良好で身振りでよくコミュニケーションをとり，常同行為やこだわり行動など行動の偏りはみられない．予後はおおむね良好とされるが，3 歳を過ぎても発語が単語レベルの児は，言語理解が低くないか，心理社会的な面での未熟性はないか再評価が必要である．

症例 7 発達性表出性言語障害の疑い

2歳6か月 女児 〈主訴〉言葉の遅れ

在胎39週4日，2,920 g で出生，妊娠・分娩に異常なし．

定頸，座位，独歩と順調であったが，言語が増えないとのことで，2歳3か月時に受診した．

運動能力は，走る，手で支えて階段を上る，はできたがジャンプはまだできなかった．食事はスプーンですくって食べることができた．言語理解では，絵本の読み聞かせはちゃんと聞いてくれて，指差しも可能であった．言語表出は「パパ，ママ，あい(ハイ)」のみであった．感覚過敏やこだわりはないが，人見知りが激しいとのことで社会性の未熟さがあるようであった．診察所見では，運動系は粗大運動・巧緻運動とも特に問題はなかった．診察には協力的でなく，言語指示では2つの指示が可能であるが確実ではなかった．2歳6か月時に再診したが，このときはだいぶ慣れて診察に協力的であった．言語表出は少し増えており，言葉をまねようとする様子がみられていたが，表出は単語10以下であった．言語理解は，「大きいボールをパパに，小さいボールをママに渡して」「後ろにあるカゴにボールを置いてきて」「同じ顔のパンダさんはどれかな？」「(絵本で)泣いている子，笑っている子，怒っている子はどれ？」にすべて応じることができ正常範囲と思われた．

発達性表出性言語障害は予後良好といわれており，通常は3歳までに言語表出は言語理解に追いつくとされている．3歳以降も文章レベルの言語表出がない場合は言語理解もやや遅れていることがあるので，もうしばらく経過観察が必要である．

9　4歳児

4歳になるとかなり落ち着いてきて，ほとんどの児が診察には協力的である．成人と同じように神経学的所見をとることも可能である．逆に，この年齢で全く診察に協力してくれない場合は，発達障害を疑わなくてはいけない．診察においては，通常の神経学的所見に加え，soft neurological sign（神経学的微細徴候）もみる．すなわち，片足立ち，ケンケンパー，スキップ，ボール受け，拇指と各指の対立運動，指の巧緻性，顔の巧緻運動をみる．

1）粗大運動

- ケンケンパー，ケンケンパーを繰り返すことができる．
- スキップができる．しゃがんで立つ（squatting-arising）ができる．

2）微細運動

- 折り紙を折る．2回折って三角にすることができる．
- ハサミは曲線に沿って切れる．

3）言語理解

- 位置関係の指示を理解して以下の行為ができる．
  「積み木を箱の上に置いて」
  「積み木を箱の下に置いて」
  「積み木を箱の前に置いて」
  「積み木を箱の中に入れて」
- 以下の質問の意味を理解して，答えることができる．
  「おなかが空いたときはどうしますか？」
  「ねむたいときはどうしますか？」
  「鉛筆は何するもの？」
  「帽子は何するもの？」

4）言語表出と状況理解

絵をみて状況を説明できる．例えば絵（図17）をみせて，いくつかのヒントを与えながら「ここはどこですか？」「風船を持っている子はどうして困っているの？」ときく．多くは「動物園」「お母さんがいなくて探している」などと答えることができる．

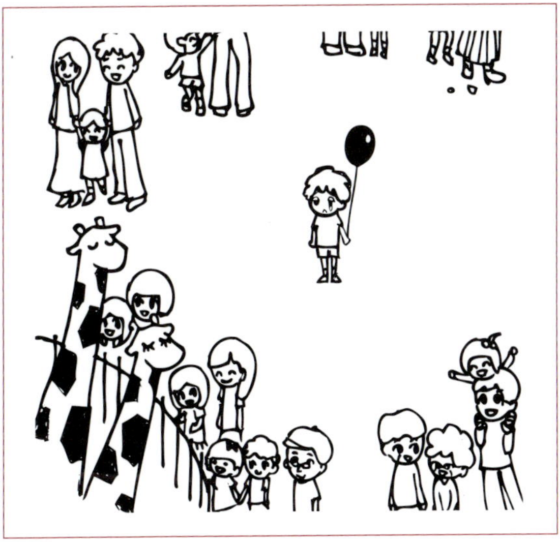

図 17　絵の状況説明

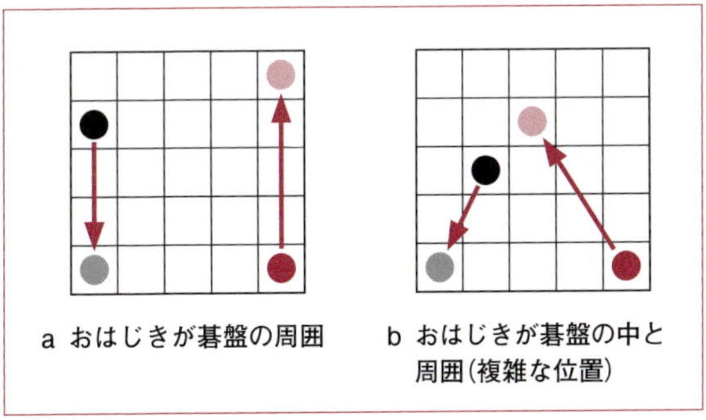

図 18　碁盤上のおはじきの位置

5）視覚系能力

- 視覚構成・視運動機能：指の構成では「メガネ」「キツネ」まで正確にまねできる（図 15 ⇨ 67 頁）.
- 空間認知：「先生が動かすのと同じように碁盤の上の２つのおはじきを移動させる」は，位置が碁盤の周囲だとまねができる（図 18a）.

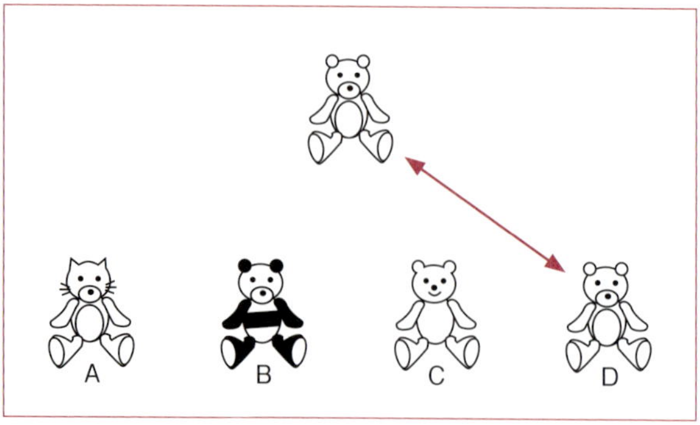

図 19　同じクマはどれ？

• 形態認知：「同じクマはどれ？」「同じ花はどれ？」など，似た形態の中から目的のものを区別することができる(図 19).

10 5 歳児

5 歳児は複雑な検査の意味も理解して協力してくれる．「碁盤上の 2 つのおはじきの位置をまねる」は複雑な位置でも可能である（図 18b）．点の位置・線の傾きなどの検査も，質問の意味をよく理解して行ってくれる（図 20）．

できない場合は質問の意味が理解できないのか，視覚認知が悪いのかを判断する必要がある．検査の際のルールの説明を聴覚的刺激のみで理解できるかをみるために，できるだけジャスチャーを交えずにきくことで言語理解を評価することができる．

1）粗大運動

- スキップが上手にできる．
- ブランコをひとりでこげる．
- 補助輪付きの自転車に乗れる．

2）微細運動・協調運動

- 紙飛行機が折れる．
- 衣服の着脱ができる．
- ハサミで形を切れる．
- 皆と一緒に遊戯ができる．
- 指の対立運動が両手同時にできる．指をみないでできる．

3）言語理解

- 右・左がわかる．
- 「右手で左耳を触ってください」ができる．
- 以下の質問で用途の説明ができる．
  「お菓子とは何ですか？」
  「電灯（電気）は何をするものですか？」
  「机は何をするものですか？」
  「時計は何をするものですか？」

4）言語表出

- 先生の名前，保育園の名前が言える．
- 文章の復唱ができる．「男の子は青いコップを落として割った」「みんなはこ

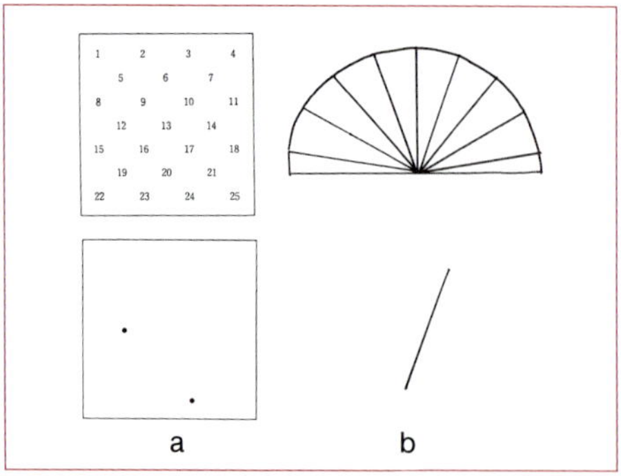

図 20　点の位置(a)，線の傾き(b)

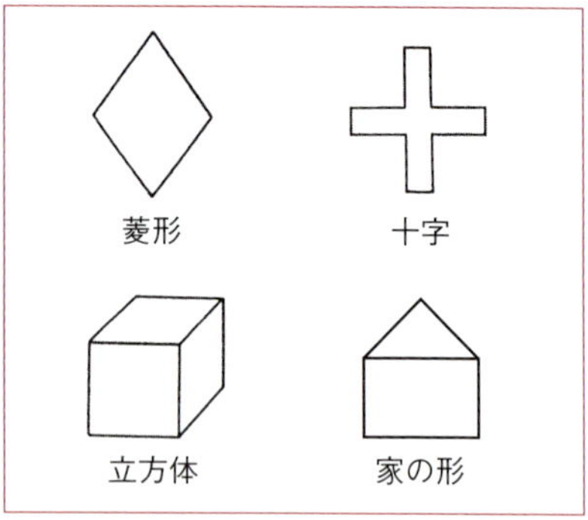

図 21　模写

の川を渡って帰った」程度は復唱可能である．

- 「野菜の名前を 5 つ言ってください」に答えることができる．

5）視覚系能力

- 人の絵を描いてもらう．胴体から手足が伸びず，顔から直接手足が出ている場合は未熟である．
- 積み木 6 個を使って同じ形をまねすることができる．
- 菱形・十字・立方体・家，などを模写することができる(図 21)．
- 見本をまねて点と点を線でつなぐことができる．
- 点の位置：「□の中にある点は，この□の中のどの数字と同じところにあるかな？」を，質問の意味を理解して答えることができる(図 20a)．
- 線の傾き：「この線と同じ傾きの線はどれかな？」を，質問の意味を理解して答えることができる(図 20b)．

6）概念形成

- ジャンケン勝負ができる(90％の 5 歳児で理解可能)．
- しりとりができる(70％の 5 歳児が可能)．

　→ジャンケン・しりとりの両方ともできない場合は，発達の遅れを念頭におく．

Key Point

4〜5歳は就学に備えて境界型知能，高機能広汎性発達障害，学習障害を拾いあげなければいけない時期である．普段からここに挙げたチェック項目を多くの児に行い，4〜5歳のイメージをもっておく必要がある．

B マイルストーン別の発達の促しかた

1）固視・追視(1か月半で固視，2か月ごろより追視)

追視が弱い児には，視覚・聴覚・触覚刺激を同時に与える．例えば，ぴかぴか光るもの(視覚)，音が鳴るもの(聴覚)を持ちながら，その方向の手や頬を触って(触覚)，そちらをみるように誘導する．

視覚は赤・緑・黄色に反応しやすい．初めは反応が乏しいが，繰り返し行うことで神経のネットワークが徐々にでき反応がしっかりしてくる．追視がしっかりすることで物への興味が出てきて，物に触りたいという意欲が手の機能を伸ばす．そして，さらに遠くにある物を触りたいという意欲を誘導し，移動運動を発達させていく．

2）あやしても笑わない(3か月)

おとなしい，反応が乏しい，あやしても笑わない場合には難聴も考えなくてはいけないが，精神発達遅滞や広汎性発達障害のリスクファクターとして経過をみなくてはいけない．発達の遅い児は動きが少なく，反応も乏しいため，外界からの働きかけがさらに少なくなり刺激が不十分な傾向がある．健常児以上に十分な刺激を与えることが必要である．いろいろな感覚刺激(触覚・視覚・聴覚)を与えることで脳の発達が促される．おとなしいとベッドに寝かせている時間が長くなるが，その場合は天井しかみえないので視覚刺激が少なくなってしまう．できるだけ座位にして外の景色，人の行き交いなどをみせるようにする．

3）手の把握反射(3〜4か月)

生後3〜4か月になっても手の把握反射が強いものは，脳性麻痺や精神遅滞のリスクファクターとして経過をみる．把握反射が強い場合は手掌にたくさんの刺激を与えて手が開くようにする．いろいろな感触，音が鳴る物などを与えて手に刺激を与えるようにする．

4）頸のすわり(4か月)

この時期になると，9割近くの赤ちゃんは頸がすわる．頸が安定するためには頸を支える筋緊張をしっかりさせ，視性立ち直り反射を発達させる．支えて座位にして，身体を前後左右に傾け，目を合わせながら声かけをして正面に向くように誘導する（視性立ち直り反射の誘導⇨52頁，図5）．腹臥位にして声かけを行い，頭をもちあげる動作を誘導し上半身の筋緊張を強める．

5）ハンドリガード（4か月）

手を目の前に出してみつめる行為のことをいう．これは物を握る前段階といわれ，何度も手を口に入れたりするうちに自分の身体の一部だと認識できるようになる．

反応が弱い児は指しゃぶりを誘導したり，自分の手で顔を触らせたり，児の手で母の顔を触らせたりしてできるだけ自分の手を意識させるようにする（コラム⑱）．

6）リーチング（5か月）

この時期の赤ちゃんは何にでも手を伸ばし，手でつかみ口にもっていく．この動作は，目でみる，手でつかむ，口で舐め味わうなどの複雑な機能が関連して行われる．おもちゃを持たせても関心を示さずすぐに離してしまうのは発達の遅れの兆候の一つだが，手の過敏性のためのこともある．物に手を出さない児には，誘導して物を触らせ手に触覚刺激を十分に与え，手に持った物をみせたり口にもっていったりしてあげるとよい．

column ⑱

おしゃぶりと指しゃぶり

一般的におしゃぶりのメリットと思われているのは，ぐずりが減る，精神的に安定する，入眠がスムーズになる，などである．実際のところはぐずりや不安の原因は考慮されず，おしゃぶりを吸わせて不快や不安を紛らわしているだけであるので，かかわりや環境を変えることで対応できるのであれば，基本的におしゃぶりは不要である．3歳を過ぎてもおしゃぶりや指しゃぶりが続くと，噛み合わせに異常が生じる．またおしゃぶりにより，母子のかかわりが少なくなる，発語の機会が減る，などのデメリットが指摘されている．指しゃぶりはおしゃぶりとは全く異なる意味をもつ．手足を舐めることで自分の手足と体全体のボディイメージを形成し，手と目の協調運動の発達を促す．またおもちゃを舐めることで形態や性状を学習していき，さらに経口摂取に備えて口唇・舌の感覚を養っていく．

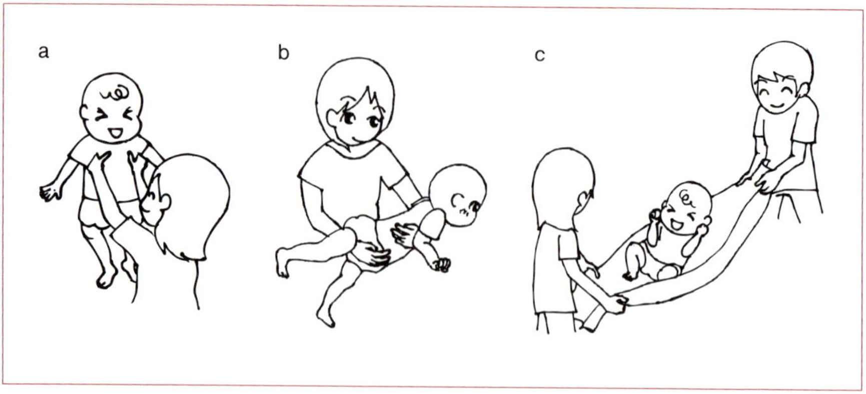

図 22　平衡感覚を高める遊び

7）座位(6 か月)

6 か月では，両手をついて背を丸くして，ほんのわずかのあいだ座れるようになる．座位が安定するためには，体幹の緊張がしっかりすることと身体の平衡感覚(左右のパラシュート反射の出現，体幹の立ち直り反射の確立)の発達が必要である．体幹の緊張を強める運動は，大人が児の腰を支えて座位をとらせ，頭上にぶら下げたおもちゃを取ろうとする動作をさせ，背筋を伸ばす動きを誘導する．平衡感覚を高めるには姿勢をさまざまに変える遊びをしてあげる(タカイタカイ，ヒコーキブンブン，シーツブランコ，バランスボールに乗せるなど)(図 22)．

座位にすると後ろにのけぞる，うつ伏せをいやがる児のなかには平衡感覚の異常がみられる場合があり，難聴を伴うことがある(コラム⑲)．お座りをして身体をねじって後ろの物を取れるときは，左右のパラシュート反射が出現していることを意味する．

8）腹臥位にて手掌で身体を支える(6 か月)

6 か月になると，腹臥位にて手掌で上体を支えられるようになる(手掌肢位)．まだできない場合は，児を腹臥位にして胸の下に巻いたタオルを敷き，両手を前方にして手掌で上体を支えるような姿勢にしたうえで，前から声かけして上体を起こさせるように誘導する(図 23)．

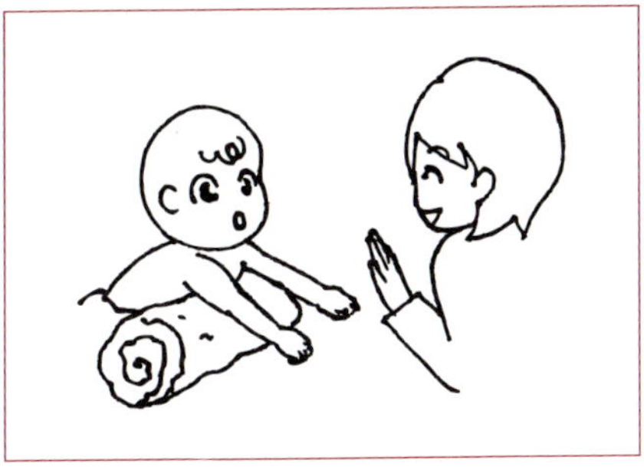

図 23　手掌肢位の促しかた

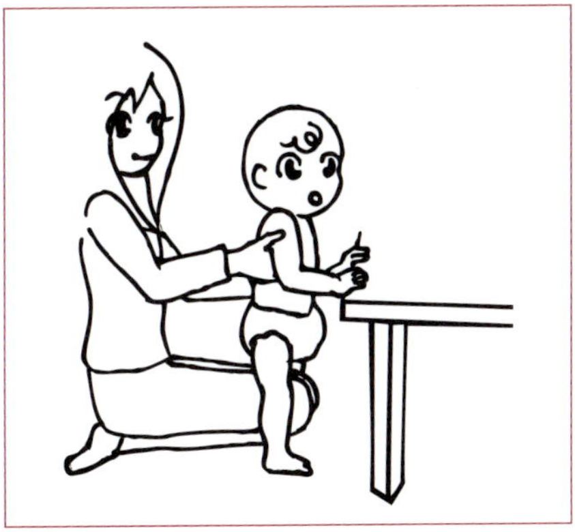

図 24　つかまり立ちの促しかた

9）つかまり立ち（8〜10か月ごろから）

立たせようとしても足をつきたがらない児は，広汎性発達障害（PDD），精神遅滞（MR）の可能性も考えて経過をみる．足を触られるのをいやがったり，その他の感覚過敏の症状も有することがある．下肢に触覚刺激を十分に与え，交互の屈伸運動を行う．また大人の膝の上にまたがらせてお尻をのせ，足の裏をしっかりつけながらテーブルの上のおもちゃで遊ばせる．徐々に膝の上にのるお尻の面積を少なくして足の裏に体重をかけるようにする（図 24）．下肢をつきたがらない児の中には言葉の遅れがみられることがあるので，かかわり遊びを多くもつように指導しておく（コラム⑦⇨34頁，コラム⑮⇨61頁）．

column ⑲
反り返る児

反り返る原因は，① 痙性やジストニアが強い場合，② 自閉症のように抱っこされる触覚刺激がいやで拒否している場合，③ 平衡感覚の異常で自分の空間的位置感覚がつかめない場合などが考えられ，それぞれで対応が異なる．① はできるだけ屈曲位になるように普段から抱きかかえるような姿勢にする，② は触覚刺激に慣らす，③ はシーツブランコ，バランスボール，トランポリンを用いて平衡機能を発達させる（図 22）．

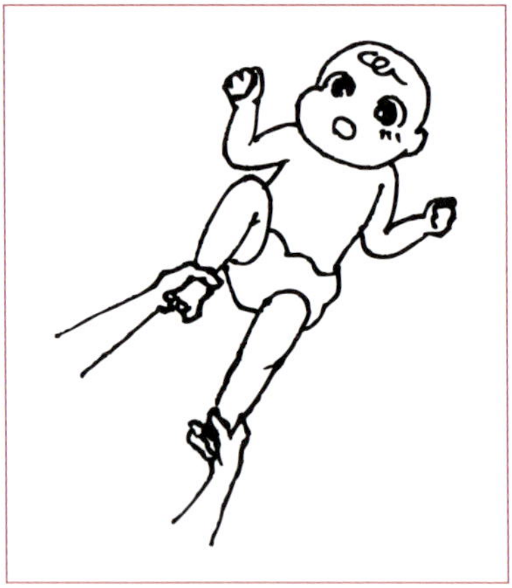

図 25　下肢の屈伸運動

10）四つ這い(9 か月)

這い這いには，ずり這い，四つ這い，高這いなど，さまざまなバリエーションがある．片足をひきずるような四つ這いをする児もいるが，その他の場面で下肢の左右差がなければ問題はない．上下肢協調運動機能が乳児期早期に障害されている児〔例えば広汎性発達障害(PDD)の児〕では，四つ這いをせずに歩行を開始する場合がある．

腹臥位で手掌肢位ができれば，目の前にある物を触りたいという欲求を利用して四つ這い移動を引き出すことができる．四つ這いができない児もたくさんいるが，そのなかには協調運動が苦手になる児もいるので，下肢の交互の屈伸運動をするように指導するとよい(図 25)．

11）模倣(10 か月)

初めは動作のまねができ，次第に「イヤイヤ」「ニギニギ」「パチパチ」などの言葉を理解して動作ができるようになる．模倣ができるようになるにはやりとり遊びをたくさんして，声かけに興味をもたせなければならない．触って，みつめて，声かけしての感覚刺激を同時に与えて，感覚入力をたくさん行いながらかかわる．

12）指でつまむ（11か月）

8か月ごろから指の腹を使って物をつまむようになり，11か月では指先を使う．顔と手を支配する領域は脳の広い面積を占め，しかも互いに隣接している．噛む，口唇を使う，指を使う遊びは，脳の広い範囲を刺激しているので脳の発達が促される．指の巧緻性が不十分な児には，介助しながら粘土・小豆などさまざまな感触の物を触らせたり，一緒に紙を破いたりして遊んであげるとよい．

13）伝い歩き（11か月）

つかまり立ち姿勢でテーブルにあるおもちゃで遊ぶ機会を多くすると，下肢の筋緊張がしっかりし体幹の平衡感覚が発達する．移動したいという意欲と体幹の安定感の自信があれば自然に歩き出す．焦って怖い思いをさせてしまうと心理的拒否が出ることがある．

14）名前に振り向く（12か月）

話しかけてもなかなか振り向いてくれないマイペースな児には，人にできるだけ興味をもたせるよう試みる．やりとりが少しでも長くできるように，感覚刺激を同時に与える．例えば，手を触りながら，目を合わせて，声かけをする場合は，触覚・視覚・聴覚刺激を同時に与えていることになる．または「タカイタカイ」などのダイナミックな遊びにならのってくれる児には，そのような遊びをしながら声かけを多くし，音楽にのってくる児にはリズムをつけながら話しかけるようにする．

15）言語理解と言語表出（12か月）

言語表出は個人差が著しいが，言語理解が正常な児は遅くても3歳までには急速に話し出す．言語表出より言語理解を優先して発達させるようにする．例えば，「り・ん・ご」のようにはっきり強調して単語のみを復唱させるより，日常生活場面での行為を言語化するようにして言語刺激を多く与えるようにする．例えば，「赤いトマトの緑のヘタをとろうね」「お口の中に青いスプーンで白いご飯を入れるよ」など動作を言語化して行う．また絵本の読み聞かせの場合も理解を優先して発達させるため，時々質問をして指差しをしてもらう．3歳を過ぎても2語文が出ない児は，理解がよさそうにみえても遅れていることがあるので，正確に評価する必要がある（コラム⑰⇨70頁）．

症例 8　先天性サイトメガロウイルス感染症による難聴

2 歳 4 か月 女児　〈主訴〉頸のすわりの遅れ

在胎 40 週 1 日，3,516 g で出生．妊娠分娩に問題はみられなかった．出生後の聴力スクリーニングで異常を指摘され，難聴の疑いで耳鼻科を受診した．聴性脳幹反応（ABR）では両側 80 dB であった．生後 5 か月で頸のすわりが遅いとのことで，当科を受診した．抱っこをいやがり，抱っこすると反り返ることが多かった．追視や物への手の伸ばしは良好で，寝返りも少しの介助で可能であった．全身の筋緊張低下が軽度みられた．腹臥位にすると，左方向に体位を反らす傾向がみられた．難聴に伴う平衡機能障害が疑われ，姿勢をさまざまに変える遊び（シーツブランコ，バランスボール）を行うことを指導した．頭部 CT，内耳 CT では特に異常を認めなかった．8 か月で頸は安定し手をついて座位ができるようになった．10 か月でつかまり立ち，四つ這い移動ができ，12 か月で伝い歩きができるようになったが，座位の安定性が悪く，後ろに倒れることがたびたびあった．模倣は多く，知的発達は正常と思われた．1 歳 6 か月で独歩が可能になり，2 歳では小走りが可能となり運動発達は徐々に追いついてきた．ジェスチャーや手話を使いながらコミュニケーションをとることができ，知的発達は正常と考えられた．2 歳 4 か月時の聴力検査で聴力が悪化していることがわかり，保存乾燥臍帯でのサイトメガロウイルス DNA が陽性であり，先天性サイトメガロウイルス感染症による難聴と診断された．

このように発達の一部，特に平衡感覚の発達のみが極端に遅れている場合を時々経験する．難聴を伴っている児に多い．平衡感覚機能の未熟性と考えているが，小脳症状，空間の位置感覚障害も鑑別に入れなくてはいけない．

参考文献

・加我君孝，他．新生児・乳児の診断・治療マニュアル．幼小児の感覚器障害によるバランス異常と運動の発達—平衡器の障害 vs 視器の障害．JOHNS 23：1273–1277，2007

C 発達障害児の特徴的行動

1）自己刺激行動，感覚遊び

手をヒラヒラしながらじっとみつめる，身体を揺する，頭を壁に打ちつける，手を噛むなどの常同行為がみられることが多い．脳機能の低下があり感覚受容レベルが低いため，自分でさまざまな感覚刺激を与えているのである．

2）つま先歩行

正常発達の児にもみられるが，自閉症児，精神遅滞児にみられることが多い．理由としては，足の裏が過敏で，つま先で下肢の交互運動の中枢を刺激して歩きやすいようにしているため，などといわれている（コラム⑯⇨65頁）．

3）シャッフリング

正常児にもみられるが，発達障害の児には頻度が高いように思われる．足の裏をつきたがらない，腹臥位を嫌う，立位にするとつま先立ちになってしまう，などの症状を伴う場合もある（コラム⑦⇨34頁）．

4）感覚過敏と感覚鈍麻

健常な人が何とも感じない刺激を，異常に強い不快に感じたり不安に感じたりする．赤ちゃんの泣き声が苦手，触られるのが苦手，砂を触れない，ある物をみると異常に怖がる，注射の針をみるとパニックになってしまう，テレビである場面を観ると怖がって逃げ出してしまう，手をつなごうとするといやがる，抱っこをいやがる，太陽の光がいやでいつもカーテンを閉めている，ある臭いをかぐと吐いてしまう，首にマフラーをまくのをいやがる，などさまざまな感覚の過敏症状を呈する．その一方，発達障害児は，感覚過敏に感覚鈍麻を伴う．冬でも半袖，熱いお風呂でも平気，テレビ放送終了後のざらざらした画面を楽しそうに眺める，エスカレーターの動きを飽きもせず眺める，危険なことも平気で行う，などの行為がみられる（コラム⑥⇨34頁）．

5）極端な偏食，異食

白いご飯しか食べない，納豆しか食べない，嫌いなものがほんの少しでも入っていると吐き出してしまう，ある食感をいやがる，なんでも口の中に入れてしまう，土・石・紙を食べてしまう，などの行為がみられる．味覚異常や口腔内過敏・鈍麻が関係しているものと思われる．

6）感情の変動

急に笑ったり怒ったりする．前頭葉の感情コントロールが未熟なため，感情がすぐに行動になってしまう．またフラッシュバックによって現在と過去が混同してしまっているための症状とも考えられている．

7）こだわり

同一性保持があり，予定が変わったり道順が変わったりすると，かんしゃくやパニックを起こしたりする．出かけるときは必ずある物を持っていかないと気がすまない，ボタンをみるとなんでも押してしまう，出かけるときは白い靴下でないといけない，などの行為がある．

8）四つ這いをしない，変形四つ這い

四つ這いの時期がなかったり短かったりで，座位の時期からすぐに立位ができるようになる．また背這いの時期が長い，ずり這いで下肢の交互の動きがない，いざり移動，四つ這いのとき足の甲を床につけない，などがみられる．

9）一度出た言葉が消える

単語が出ていたが，突然全く言葉をしゃべらなくなることがある．折れ線型自閉症（2 歳ごろまで順調に言葉も発達していたが，その後退行していく）に多い．

10）始語がパパ・ママではなく大人びた単語

自分の関心のある電車に関するもの（例えば「山手線」），または大人がしゃべっているものをそのまままねたような言葉が始語のことがある．

11）クレーン現象

無シンボル期の他者に対する要求表現のしかたといわれている．自分が取ってほしいものがあるときに，相手の手をとって，欲しい物のところにもっていく動作のことで，人を自分の要求をかなえるための道具のように扱うようにみえるため，こうよばれる．

12）手掌を自分の側に向けて，バイバイをする

部分模倣という．相手と自分の区別が十分についていないために起こるといわれている．相手の手を全体の関係としてみずに，手という一部分だけをみて模倣

していることがある.

13) ワンパターンなごっこ遊び

ままごと遊びや，電話ごっこなどをするようにみえるが，実際は大人が普段やっていることをそのまま模倣していることが多い．応用がきかず，ワンパターンの同じ対応に終始してしまう.

14) 多弁

よくしゃべっており，一見すると言語発達がよいようにみえるが，その内容は理解し難く，さまざまな単語の表出はあるが会話にならない．言語の内容と用法の面で問題があるもので，自閉症の積極奇異型またはアスペルガー障害にみられる．語義語用障害（semantic-pragmatic disorder）とよばれることがある.

15) 人にべたべたくっつく

積極奇異型の自閉症は，一見すると人が好きであるようにみえる．初めての人でも近寄ってきて，べたべたくっついたり話しかけたりする．ただし自分の好きなことを勝手に話し，相手の話は聞かないことが多い．その場の状況に関連した単語は出るが，内容が伴わないため会話が成立しない．相手から触られるのはいやがることが多い.

16) マイペース

医師が母親から話を聞いている間，健常児や精神遅滞児は退屈してしまい，自分のほうをみてもらうために母親と医師の話の邪魔をしようとし始める．広汎性発達障害児は勝手に周囲にある物で遊んでいて，医師と母親には関心を示さない.

17) 集団に入れない

年上の子，年下の子とは遊べるが，同年代の子とは遊べないことが多い．同年代の子は自分のペースに合わせくれないからで，結局ひとりで遊んでいることが多い.

18) 指示が入ったり入らなかったりする

自分が関心のない場合は返答しない．理解ができないのかと思っていると急に応じたりする．ただしアスペルガー障害の児は診察室での態度は良好で，診察室の様子だけでは診断できないことが多い（コラム⑩⇨ 43 頁）.

19）不器用，協調運動が苦手

広汎性発達障害の児は通常の神経学的検査ではとらえられない軽度の症状を伴うことがある(soft neurological sign)．目の動きがスムーズでない，指の動きがスムーズでない，ケンケン，スキップ，なわとび，ブランコこぎ，キャッチボールなどが苦手，などの症状を有することが多い(コラム⑨⇨40頁)．

Ⅳ

発達障害児の指導

A 発達の促しかた

1）手先が不器用

手と口の脳の支配領域は近接しているため，指の巧緻運動が苦手な児は顔の巧緻運動も苦手なことが多い．指遊び(粘土・積み木で同じ形をつくる，小豆つまみ，皮むき，ヘタ取り)や口遊び(口唇で紙を挟んで引っ張り合いっこをする，ペットボトルを口でくわえて運ぶ，果物の種を口から出す)などを行うことで，脳の広範囲にわたり刺激が与えられる．また，お手伝いにはさまざまなよい刺激が含まれている．果物の皮むき，野菜のヘタとり，包丁で切る，洗濯物をたたむ，お皿を洗う，などは手の巧緻運動や手と目の協応運動と関連する．ほうきで掃く動作も協調運動の発達によい．

2）発語が不明瞭

まずは難聴・咽頭機能不全など器質的疾患を否定する．指が不器用な児は，口の動きも不器用なことが多いので，手遊びを多く取り入れる．口腔機能を発達させるため，丸呑みせずによく噛むようにさせる．食物をかき込んで丸呑みする児には，刻んで小分けにしてテーブルに食事を出すようにする．笛を吹く，ろうそくの火を消すなど，口がかかわる遊びを行う．

3）言語理解が悪い

a. 日常行為を言語化して言語刺激を増やす

短く，わかりやすく，はっきり話してあげる．日常生活の行為を言語化するように心がける．食事をとるとき「白いスプーンで赤いトマトをお口の中に入れようね」「赤いトマトの緑のヘタをとるよ」などと言う．

b. 視覚刺激を与えながら話しかける

絵カードをみせながら，ジェスチャーをしながら話しかける．

c. 兄姉と遊んだり，児童館などで子ども同士の交流の機会を増やす

言語理解が十分でないときや，社会性が十分でないときは，年上の児と遊ぶほうがより効果的である．年上の児は表現が十分でなくても気持ちをくんで遊んで

くれたり，マイペースな遊びかたであってもある程度受け入れてくれるからである．

d. ベビーサインやジェスチャーを用いたやりとりを多くもつ

視覚刺激を与えることで，より理解しやすくまた表出ができない分をジェスチャーで補える（コラム⑳）．

column

⑳ ベビーサイン

まだ話せない赤ちゃんと手話やジェスチャーを使って会話をする方法．1980年代にアメリカで始まり，日本には2001年に翻訳され紹介された．

ベビーサインのメリットは以下のとおりであるが，健常児のみでなく，視覚優位の発達障害児の言語能力を促す際にも有用である．

- 親子のコミュニケーション（絆）が深まる…語りかける頻度が増える
- 母親などのフラストレーションが減る…泣く前に手を使って要求を伝えることができる
- 言語能力の発達に寄与する…サインを教える際に必ず語りかけるので効果がある
- 痛みや発熱などの健康状態を知ることができる…痛いのサインで伝える

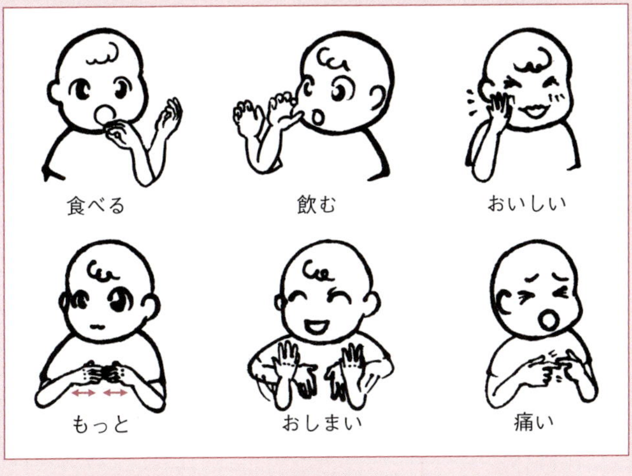

4）指差しをしない

まず模倣を増やし，「ちょうだい」などのジャスチャーの意味を理解できるようにする．それができたら自分の意思を相手に伝える方法として，手差し・指差しがあることを教える．何か欲しそうな物がありそうなら，介助しながら指差しを誘導し，それから渡してあげるようにする．

5）やりとりができない

遊びになかなかのってこない場合は，児が好きな物，興味のあるもの(こと)を用いて，少しでも長く遊んでもらえるようにする．例えば，車や電車など興味のある物があれば，それを使ってやりとり遊びをする．揺することや，タカイタカイが好きな場合は，それをしながらできるだけ声かけして，やりとり遊びになるようにする．音楽が好きで音楽に合わせて身体を動かしたりできる児には，声かけの際にリズムをつけて話しかけるようにする．また，遊ぶときにはできるだけ目を合わせるようにする．こちらに集中してくれるように手を触ったり，児の手で顔を触らせたりする．

6）話しかけても，振り向いてくれない

注意を向けてくれるように感覚刺激を同時に与える．例えば，手を触りながら，目を合わせて，声かけをする(触覚・視覚・聴覚の同時刺激を与えていることになる)．ただし，感覚過敏の強い児には，あまり強制的にやると逆効果のこともある．少しの刺激を繰り返し与えるようにする．

7）クレーン現象が続く

他人に対する要求表現の手段であり，指差しや言語が発達してくると自然に消失する．欲しそうにしているものがあったら，指差しを誘導してあげるとよい．

8）マイペース

独り遊びをできるだけ少なくする．人と遊ぶともっと楽しいという経験を多くもたせる．ビデオ，テレビをつけていると会話が少なくなるので，できるだけ消すように指導する(コラム㉑)．テレビを観るときは一緒に観て，できるだけ話しかけながら鑑賞する．興味があるもの(こだわりのあるもの)を使って，少しでもやりとりができるようにする．例えば，電車が好きなら電車のおもちゃ，電車の絵本を用いて遊ぶ．揺らす遊びが好きなら，揺らしながら声かけや話しかけをする．音楽が好きなら，節をつけてお遊戯をしながら声かけする．

9）感覚過敏

感覚過敏があると興味の範囲が狭まり，発達が妨げられるので過敏は少ないほうがよい．日常生活に支障がない程度なら放置してもよいが，支障をきたしているようなら，弱い刺激を繰り返し与えながら慣らしていく．その際，初めから強い刺激を強制的に与えてしまうと，恐怖感や心理的拒否が加わり慣らすのがさらに困難になる．過敏がある場合は感覚鈍麻も同時に混在すると考えて，その部分にも十分刺激を与えるようにする．

10）新しい環境が苦手，人見知りが激しい

乳児期の発達障害の子どもたちは，診察室に入るだけで激しく泣き出すことをよく経験する．病歴をとる際も新しい環境に慣れるまでに時間がかかり，親からも困っていると話されることが多い．新しい感覚刺激が過敏によって不快や不安を引き起こしていると考えられる．強制的に慣れさせようとすると心理的拒否でさらに悪化させることもあるので，新しい環境に少し曝露させて，いやがったらすぐに引き上げる．これを繰り返していけば徐々に慣れていく．

11）特定の物にしか興味を示さない

好きな物があるということは，それを用いてやりとりにつなげられる可能性があるということである．初めは眺めているだけ，次に大人が子どものまねをす

column ㉑

テレビ視聴と発達障害

日本小児科学会は2歳までのテレビ・ビデオの視聴を控えるように提言している．2003年「こどもの生活環境改善委員会」が行った調査結果によると，1歳6か月児健診の対象者の親1,900人にアンケート調査を行ったところ，子どもが1日4時間以上，家族が8時間以上テレビを観る群は，短い群と比べて言葉の発達，社会性の発達（トイレの自立，順番を守る）が有意に遅れていたと報告している．言語の遅れで受診した子どもたちの親には，まずテレビ，ビデオの視聴を少なくしてできるだけかかわり遊びをするよう指導している．これだけでもずいぶん伸びる児がいることは確かである．

参考文献

・片岡直樹．新しいタイプの言葉遅れの子どもたち―長時間のテレビ・ビデオ視聴の影響．日本小児科学会雑誌 106：1535-1539，2002

る，子どものやっていることを言葉にしてあげる，などしてやりとり遊びにもっていく．

12）常同行為

身体を揺する，手をヒラヒラさせて眺める，時々変な声を出す，などさまざまな行為がある．本人にも他人にも害にならないような行為なら，無理にやめさせなくてもよい．本人はそれによってある程度安心感を得ていることが多い．ただし，長くその行為にふけっているとそれ以外の感覚刺激が入らず発達の妨げになってしまうので，ある程度の時間が経ったら別の遊びに誘うようにする．

13）同じ年代の児とうまく遊べない

同年代だと互いにマイペースなので，うまく遊べないことがある．家族や年上の児と遊べるようになると，同年代の児ともしっかり遊べるようになる．年上の児と遊ぶとさまざまなメリットがある．相手が年上の児であれば，自分の思いをうまく伝えられなくても，意をくんで対応してくれたり，わがままでも許してくれたりする．また言語の刺激もたくさん与えてくれ，言葉の発達にもよい．

14）単語の語尾しかしゃべらない

「りんご」→「・・ご」など語尾しかしゃべらない．本人がしゃべりたくなるような雰囲気にしながらゆっくり聞いてあげる．「ちゃんと“りんご”と言いなさい」というのではなく，「“りんご”ね」とゆっくり繰り返してあげる．しゃべる努力を本人がしているときは，脳内で単語の想起，文章の構築，口腔・咽頭・声帯での発語のプログラム作成が行われている．これを繰り返すことで，言語表出するための脳内回路が発達してくる．

15）よく噛まずに丸呑みする

咀嚼・嚥下する動作は，指の動きと同様に脳の広い領域を賦活し発達を促すので，よく噛んで食べるようにさせる．次々に口の中に入れてしまうことを防ぐため，食べ物を小出しにする．食卓に出したものを全部食べ終わったら，次のものを出すようにする．奥歯が生えているなら，スルメやエビせんなどを奥歯にのせて，よく噛むように（カミカミ，カリカリ）させる．

16）いつまでもよだれが多い

よだれを気にしていない様子であれば，発達障害（軽度精神遅滞や広汎性発達障害など）を伴っていないかを確認する．伴っていれば全般的に発達を伸ばすことが優先される．よだれに対しては口を意識した遊びをさせる．例えば，ろうそくの火を吹き消す，シャボン玉遊びをする，風船を膨らませる，ペットボトルを口にくわえて運ぶ遊び，紙を唇でくわえて相手と引っ張り合う，などがある．また，よだれに気づかせるように，そのつど「拭いてね」と伝えるのもよい．

17）危険な行動，いけない行動をする

いけないことをしたときは「ダメ」をしっかり伝える．ジェスチャーを交えてその場で「ダメ」を伝える．または○×のカードをあらかじめ用意してそれを使ってもよい．効果がないときはタイムアウト法とトークンエコノミー法を用いる（コラム㉒，㉓）．その場合，感情を表さずに淡々と行う．罰として怖い思いをさせるために場所移動をするのではなく，環境を変える，身体で覚えさせるという意味で行う．ある程度の年齢に達している場合には，「本当はどうすればよかったか」を教える．

column

㉒ タイムアウト法

望ましくない行動をしたときには，一定の時間別の場所に移動させ隔離する．不適切な行動であったことを児に説明し，その後別の部屋に連れていき一定時間その部屋にいるか，椅子に座らせる（タイムアウト）．その際は感情を表さずに淡々と行う．タイムアウト後に，子どもがよい行動をしたら褒めてその行動を強化する．

column

㉓ トークンエコノミー法

ステッカー，シールなどのトークンを使用し，望ましい行動がとれた場合はこれを与え，いくつか集まったら予備強化子（子どもの好きな報酬：おもちゃ，絵本，遊びなど）と交換できるようにする．例えば，「食事の際ちゃんと座っている」を課題にし，できたら褒めてあげてシールをカレンダーに貼る．シールが5枚になったら好きな絵本を買ってあげると約束する，などの方法で行う．

参考文献

・Phelan TW 著，嶋垣ナオミ訳．「させる」「やめさせる」しつけの切り札―2歳から12歳までの1-2-3方式．東京書籍，2003

18）集団行動がとれない

やりとりができない段階で集団に入ると，つい独り遊びをしてしまい集団からは取り残されてしまうので，その場合は個別にしっかり指導を受けさせて，やりとりが確立してから集団に参加させる．まずは家族や身近な人としっかり遊べるようにする．それができるようになれば少しずつ集団に入れていく．最初は名前が呼ばれるときにだけ参加させて，徐々に時間を延ばしていく．

19）注意集中ができない

初めは静かな部屋で，壁やテーブルにも物ができるだけない状態で行う．課題を与えて10分→20分→30分とできるようになれば，その次は周囲に他の物があっても集中できるようにしていく．多動の児は報酬と褒められることに弱いので，これを行動の強化子に用いて行う．

20）前頭葉機能が未熟

発達障害児は前頭葉の機能が弱い．

前頭葉の働きとして以下が挙げられる．

- 新しいものを創造する．
- 蓄積した知識と新しい知識とを関連づけて考える．
- 状況判断をして目的に合った行動をする．
- 感情をコントロールする．
- 計画を立てて物事が効率よく進むように調整する．
- 環境の中で自分にとって必要なものに対して注意を向ける．

前頭葉の１つの機能が改善すると他の機能も改善するので，取り組みやすいものから始める（例：「我慢」の練習など）．この場合，達成感が動機づけとなるので，目標に達したら報酬を与える．ただし報酬までにステップが多すぎるとやる気をなくすので，適度な目標のところで報酬を与えるようにする（例：「5回できたら電車の絵本を買ってあげようね」など）．

前頭葉を刺激するには，① 意識して周囲の変化に気づかせるようにする（例：「花がきれい，空がきれい，あそこにイヌがいる」など）．② 我慢の練習．自分の嫌いな課題を毎日少しずつ行う．「食事中おなか一杯になるまで席を立たない」などが課題になる．③ 感情を抑える練習．怒りそうになったら「トイレに行ってくる」「深呼吸する」「自分の膝を叩く」と決めておく．うまく我慢できたら自分で自分を褒めるようにさせる．④いろいろなことに興味をもたせる，何でも面白いと思うようにさせる．当たり前と思うとシータ波が出ないので前頭葉が働かないが，探索心，好奇心，注意力などがあるとシータ波が出て脳が活性化される．

21）協調運動が苦手

スキップ，なわとび，自転車こぎ，ブランコこぎなどが苦手である場合は，風船，シャボン玉，ボールを追いかけてタッチする，キャッチボールやドッジボール，床拭き，ほうき掃除，をすることで協調運動が発達する．

B 手の発達の伸ばしかた

身体全体を安定させる．座位や立位で手を支えに使っていると指の機能の発達まで至らないので，まず体幹を安定させる．課題は少し上のレベルにするが，ハードルが高いとやる気をなくしてしまうので，達成感を与えながら徐々にレベルアップしていく．できる→褒められる→嬉しい・楽しい→自信がつく→繰り返す→さらに上手になる，というサイクルをつくる．最初は介助しながらでも構わない．

以下に取り組みかたのステップを示す．

1．まず粗大運動を安定させる．
2．次にリーチングがしっかりできるようにする．初めは介助して，次第に介助の度合いを少なくする．
3．指の発達を促すため，粘土・小豆などで遊ばせる．紙破り，りんごやじゃがいもの皮むき，折り紙などを加えていく．
4．視運動機能を発達させる．おはじきを容器に入れる．小豆をスプーンですくってお皿に入れる．
5．協調運動を発達させる．ボール遊び→キャッチするときに両手の動きを合わせる．身体のバランスをとりながらキャッチする．目でボールの空間的位置を確認しながら身体を移動する．
6．視運動機能，目と手の協調運動，視覚記憶，手の巧緻運動を発達させる．ピアノおよびピアノに類似した遊びを行わせる．楽譜が読めない場合はキーボードに色をつけ，決められた順番どおりに弾かせる．音符をみて音符の順番どおりに手を動かしキーボードを弾くことには，視覚刺激をイメージに変え，イメージを記憶して，順序よく指の動きに変換する，というさまざまな機能が働いている．

C 視覚，視運動機能の伸ばしかた

1）追視，滑動性眼球運動

- 目と目を合わせる．
- 指やペンライトの動きを追跡させる．
- 初めは，光がつくと振動する，回転しながら光るなど動きを伴うおもちゃを使用するとよい．

2）追視，滑動性・衝動性眼球運動

- 動いているものをみせる．静止しているものをみせる．
- 物や人を追視し，追視範囲を近位から遠位に広げていく．
- 音源定位を行いながら視覚定位を向上させる．音のほうへ振り向かせ，形をもつ標的を呈示して何であるかを言わせる．

3）追視，視運動機能，視覚定位

- ボールを転がして，投げたり，受けたりさせる．ボールを転がして，目標物に当てさせる．慣れてきたら小さなボールにしていく．
- キラキラする紙切れを空中に飛ばし，それを眺めさせる．
- シャボン玉を飛ばし，それを割らせる．
- 風船を目と手で追いかけさせる．

4）視覚定位，空間認知，視運動機能

- テーブル上のある物をみつけさせる．
- カルタとり，硬貨探し．
- チェスや，おはじきと碁盤で遊ばせる．
- 拡大鏡や万華鏡のような視覚を刺激するもので遊ばせる．
- 紐結び，オセロゲーム，ジグソーパズルで遊ばせる．

5）視覚定位，滑動性，衝動性眼球運動

- 近位で同じ焦点距離にある２つの標的を交互にみせる．近位から遠位に焦点を移させる．

• 近位のものを 1，2，3・・・と数え，その後逆向きに数えさせる．遠位のもの，例えば並んでいる車を，1，2，3・・・と数えさせる．
• 車に乗っているときは，遠方にみえるビルや看板の色を言うように促す．

6）視運動機能，空間認知

• 文章を書き写させる．
• 見本をみながら折り紙を折らせる，プラモデルをつくらせる．

症例 9　構音障害，精神運動発達遅滞

4 歳 女児　〈主訴〉発音が悪い

在胎 40 週 4 日，2,600 g で出生．吸引分娩．新生児仮死なし．生後 3 日で総肺静脈還流異常症の根治手術を受けた．2 歳時，発達の遅れで受診した．運動機能は伝い歩きで，指差し・言語表出もみられなかった．遠城寺式乳幼児分析的発達検査では，移動・運動 0：11，手の運動 1：04，基本的習慣 1：00，対人関係 1：02，発語 0：07，言語理解 1：02，であった．聴力検査，頭部 CT 検査，染色体検査(G−band)は正常であった．2 歳 5 か月で伝い歩きができ，バイバイ，パチパチの模倣はみられるが，要求の指差しがまだで，単語の表出もなかった．発達センターで受けた新版 K 式発達検査では，1 歳 2 か月レベルと評価された．2 歳 8 か月で独歩可能となり，単語表出がみられるようになった．3 歳 1 か月時，独歩は可能だがまだ不安定，単語表出は 20 以上あるが 1 つの指示(ケーキちょうだい)もできなかった．主に鼻に抜ける構音障害があるため，耳鼻科を受診し二分口蓋垂と鼻咽腔機能障害を指摘された．3 歳 4 か月時，言語表出は 2 語文以上が出てくるようになり，たくさんおしゃべりができてはいるが，大人の言葉をまねてしゃべっているだけで意味は理解していなかった．1 つの指示は理解できるようになり，絵本の指差しもできるようになった．言語表出が多い割に言語理解がかなり遅れていたため，主に言語理解を伸ばすため，日常生活動作の言語化と絵本の読み聞かせの際には質問して指差しをさせるよう指導した．

二分口蓋垂を認める場合は，粘膜下口蓋裂か鼻咽腔機能障害を考えなくてはいけない．また，このいずれの場合も 22q11.2 欠失症候群(CATCH22)を鑑別する．22q11.2 欠失症候群では言語認知＞視覚認知に発達することが多く，行動は多動か内向的のどちらかになる特徴がある．本児の顔貌は正常であるが，いずれ FISH 法による確認が必要と考えている．

付録

主な機能の発達の目安

視力の発達

新生児	0.02
1か月	0.03〜0.05
3か月	0.05〜0.1
6か月	0.1〜0.2
1歳	0.2〜0.25
1歳6か月	0.5
2歳	0.5〜0.7
3歳	1.0

視力の発達は，新生児期は顔の輪郭がみえている程度だが，1か月ごろから目を合わせるようになり，3か月では目で物を追い，3歳ではほぼ成人の視力に達する．

眼球運動の発達

1か月半	両眼固視の始まり
2か月	追視の始まり．衝動性運動(saccadic pursuit movement)に補われる追従運動
3か月	瞬目反射
4か月	良好な両眼固視．滑動性追従運動(smooth pursuit movement)
5〜6か月	随意の衝動性運動
6か月	遠近がわかる
1歳	色の識別が可能
3歳	立体視の完成

聴力の発達

新生児	大きな音にびっくりして瞬きをする（聴性瞬目）
3～4か月	音の方向に顔を向ける（音源定位）
6か月	音をまねる．個人の声の区別ができる
7か月	自分の名前に反応する
8か月	耳元に小さな音（時計のカチカチなど）を近づけると振り向く
9か月	楽器の音や音楽を喜ぶ
10か月	「マンマ」「ネンネ」などの人の言葉をまねて言う
11か月	ささやき声で名前を呼ぶと振り向く
12～15か月	簡単な言葉によるいいつけや要求に応じて行動する．身体部分を尋ねると指差す

聴力は，まず環境音に反応し（新生児期～1か月），次に音の方向が区別でき（3～4か月），人の声と環境音を区別し（6か月），話言葉を区別し（8か月），言葉の意味を理解し始める（10か月），というように発達する．

仰臥位の発達

1か月	屈曲位でATNRがある．モロー反射が出やすい
3か月	伸展パターンが出てくる．ATNRは少しみられる
4か月	伸展位，ATNRは消失

腹臥位の発達

2～3か月	上肢は肩より少し後ろ．上体を上げる
4～5か月	上肢は肩より前．前腕で身体を支える
6～7か月	手掌で身体を支える

手指の巧緻運動の発達

年齢	機能
2歳	みかんの皮をむく．くつを脱ぐ
2歳3か月	くつをはく．上着を脱ぐ
2歳9か月	歯を磨く
3歳	自分でパンツを脱いで用便をする
3歳6か月	ボタンをはずす
4歳	指を1本ずつ順に折り曲げる
5歳	両手で交互にこぶしを握ったり開いたりする

視運動機能の発達

年齢	機能
2歳	線をひく
2歳6か月	円をまねて描ける
2歳9か月	はめ板で三角・十字・菱形ができる
3歳	きれいな円が描ける
3歳6か月	十字が描ける
4歳	三角が描ける
5歳	家・車が描ける

手と目の協応動作

年齢	機能
3か月	自分の手をしばらくみつめる
4か月	手の中の物を注視する
5か月	目でみながら物を触る．視野の外に見失った物を取り戻そうとする
6か月	物を，みたり，口に入れたり，振ったり，を交互に行う．見失った物を目，手，身体を使って探す
1歳2か月	おはじきをビンに入れることができる
2歳6か月	スプーンですくって口までもっていける
3歳	ボールを目で追え，受けることができる

手の機能の発達

年齢	機能
0～4 か月	手を開く，両手を合わせる
5～7 か月	物を持ちかえる，食べ物を口に運ぶ，箱からおもちゃを出す
8～10 か月	物をつまむ，つまんだ物を容器の中に入れる
11 か月～1 歳 6 か月	棒差し，丸の型はめ，指差し，物を人に手渡す，積み木を積む，なぐり書き
1 歳 7 か月～2 歳 6 か月	回外握りから回内握り，クレヨンを持つ，スプーンを持つ，ボールを投げる，円を描く，スコップを使う，ナイフで切る
2 歳 7 か月～3 歳	ボタンのはめはずし，紙を破る，積み木でトンネルを作る，指で V サインをする，オーバーハンドで投げる
3 歳 1 か月～3 歳 6 か月	ねじ蓋をしめる，雑巾を絞る，卵を割る，ボールを腕全体で受ける
3 歳 7 か月～5 歳	丸や四角をハサミで切る，ボールを狙った方向に投げる，鉛筆を正しく持つ
5 歳 1 か月～5 歳 6 か月	牛乳パックを開封する，毛糸を巻く，のり付けをする，手でボールを受ける
5 歳 7 か月～7 歳	文字を書く，針に糸を通す，蝶結びをする，バットでボールを打つ

摂食行動の発達

年齢	機能
5～6 か月	物を手に持って口に運ぶ
6～7 か月	コップから飲める
11 か月	コップを自分で持って飲む
12 か月	スプーンで食べようとする
1 歳 4 か月	自分の口のまわりを拭く
1 歳 9 か月	ストローで飲む
2 歳 6 か月	こぼさずに食べる
3 歳	箸を使い始める
3 歳 6 か月	だいたいひとりで食べることができる

参考図書

1） 前川喜平：小児の神経と発達の診かた，改訂3版．新興医学出版社，2003
2） 上島国利(監)，保坂隆，他(編)：(精神科臨床ニューアプローチ7)児童期精神障害．メジカルビュー社，2005
3）〔特集〕軽度発達障害Q & A．小児内科：39(2)（増大号）．東京医学社，2007
4） 平岩幹男：乳幼児健診ハンドブック．診断と治療社，2006(※2010年に改訂第2版発行)
5） 前川喜平，他：写真でみる乳幼児健診の神経学的チェック法，改訂7版．南山堂，2007(※2012年に改訂8版発行)
6） Erhardt RP(著)，紀伊克昌(監訳)：視覚機能の発達障害―その評価と援助．医歯薬出版，1997
7） 金井智恵子，他：広汎性発達障害スクリーニング尺度としての乳幼児行動チェックリスト改訂版(IBC−R)の有用性の検討．臨床精神医学33：313−321，2004
8） Attwood T(著)，冨田真紀，他(訳)：ガイドブック アスペルガー症候群―親と専門家のために．東京書籍，1999
9） Finnie NR(著)，梶浦一郎，他(訳)：脳性まひ児の家庭療育，原著第3版．医歯薬出版，1999
10） 湯汲英史，他(編)：月刊発達教育．発達協会

あとがき

54歳の若さで天に召された夫，洲鎌盛一の遺稿が4年の歳月を経て出版されましたこと，心から感謝いたします．国立成育医療研究センター総合診療部のスタッフとして，2003年から2009年5月に亡くなるまでの6年間に，レジデントの皆さまの教育に携わらせていただくなかで，本当に多くの若い先生方にお慕いいただきました．この本はその際に使用していたマニュアルということで，遺品の中にみつけたときは，まだ手作りの冊子でした．まだ本にする端緒についたばかりのときに急逝しましたので，レジデントの皆さまへの篤い思いが詰まったマニュアルを，ぜひ，本にして出版したいという思いで一杯でした．直接，夫から教えられたレジデントの皆さまにとっては，宝物のような本かと存じます．

このたびの出版に際しまして，阪井裕一先生には，ご多忙ななか，本書刊行への言葉をお寄せいただきましたこと御礼申し上げます．また，一番弟子の余谷暢之先生には，ひとかたならぬご尽力をいただきまして深く感謝申し上げます．発行前の最終校正では，余谷先生とともに，岸野愛先生にもご協力いただきました．本文中のイラストおよび表紙装丁は，次女の洲鎌いつみが担当してくれました．

「医師として，研究者として，教育者として，どの角度からみてもすぐれた能力を持ちながら，決してその力をひけらかすことなく，常に謙虚でした．年上なのに教えられることばかりでした．多くの若い人を育て，多くの仕事をなさる，その将来が約束されていた方なのに，ほんとうにかけがえのない人を失ったという思いで一杯です」——夫が生前，尊敬申し上げていた先輩の先生から逝去の際にいただいた手紙の抜粋です．夫は多くの方々に惜しまれてこの世を去りましたが，この本を遺してくれました．直接お教えすることはできなくても，この本が多くの若い先生方の診療のお役に立つことができれば幸いです．どうぞ皆さまの，患者さんの心に寄り添った診療の一助となりますよう祈念いたします．

最後になりましたが，出版に際して多くの労をお取りくださいました医学書院の山中邦人氏，大塚敦司氏のお二人の編集者にも感謝申し上げます．

2013年4月

妻

洲鎌倫子

あとがき ―洲鎌盛一先生に感謝の気持ちを込めて

国立成育医療研究センターは東京にある小児の専門病院です．毎日，病気を抱えた多くの子どもたちが全国からやってきます．こうした子どもたちは，元の病気の影響や，治療に伴う神経学的な障害の影響で発達の問題を抱えていることが少なくありません．命をかけた治療をようやく克服した家族にとって，その後に抱える発達の問題は慢性期になり大きな問題となります．われわれ医療者は，発達の問題をどのように伝え，支援していけばよいか，日々悩みながら診療をしています．

この本の著者である洲鎌盛一先生は，こういった子どもたちの発達に真正面から取り組み家族を支援してきました．

洲鎌先生が診察をすると，子どもたちは診察室とは思えないほどいきいきとした表情で素の自分をさらけ出していました．そして洲鎌先生の一言でお母さんたちの目が輝いていくのを間近で感じていました．子どもへの思いが子どもや親に安心感を与えて，そして知らないうちに一緒にいる私たちも先生の世界に引き込まれて……いつのまにか，みんな先生のファンになっている，そんな先生でした．

洲鎌先生の言葉で今も印象に残っている言葉があります．「多くの医療者は患者さんをただ生かすためだけに働き研究しているわけではなく，患者さんがよりよい生きかたができるように考えて治療している」――まさに洲鎌先生の外来はその思いに溢れており，その診療の姿勢は総合診療そのものでした．

4年前のあの日，「後のことはまかせていただいてゆっくり休んでください」と声をかけると，笑顔で頷いてくれたのが，先生との最期の時間になろうとは思いもしませんでした．

「先生の遺稿を本にしたい」と，奥様である洲鎌倫子先生に声をかけていただいたのは突然の別れからしばらくしたころでした．先生の文章に手を加えることへのためらいや，自分自身の様々な状況のなかで，気がつくと4年という時間が経過してしまいました．「論文を書くときは締切を設定しないとだめだよ」といつも先生から言われていた私としては，先生が「ほらね」とほほえんでいる顔が目に浮かびますが，ようやく先生に「完成しました！」と報告ができます．

この本には，洲鎌先生の生の声がたくさん詰まっています．発達の診療に悩んだとき，家族の相談にどう答えていいかわからなくなったとき，本書を手にとってみてください．この本が，ひとりでも多くの子どもたちの「よりよい生きかたができる」手助けになることを心から願っています．

2013 年 4 月

洲鎌盛一先生の教え子のひとりとして
国立成育医療研究センター総合診療部
余谷暢之

索引

欧文

A

AD/HD(attention deficit/hyperactive disorder) 12
AD/HD-RS(rating scale)日本語版 13
AD/HD 評価尺度 13
ASD(autism spectrum disorder) 8, 14, 18
Asperger syndrome 11
ATNR(asymmetric tonic neck reflex) 29, 51, 53

B・C

broad autism phenotype 5
CARS-TV(Childhood Autism Rating Scale-Tokyo Version) 28
CBCL(Child Behavior Checklist) 28

D

DA(developmental age) 26
delayed visual maturation 53
Developmental Test of Visual Perception 27
DN-CAS(Das-Naglieri Cognitive Assessment System) 28
DQ(developmental quotient) 26
DSM-5 2, 6, 7, 8

F

FISH 法 25
floppy infant 49
Frostig 視知覚発達検査 27
FSIQ(Full Scale IQ) 27
FTT(failure to thrive) 50

G・H

G-band 法 25
HFPDD(high functional pervasive developmental disorders) 12

I

ICD-10 6, 8
Illinois Test of Psycholinguistic Abilities 27
IQ 値による精神遅滞の分類 7
ITPA 言語学習能力診断検査 27

K・L

K-ABC(Kaufman Assessment Battery for Children)心理・教育アセスメントバッテリー 27
KABC-Ⅱ(Kaufman Assessment Battery for Children 2nd edition) 27
LD〔learning disorders(disabilities)〕 7

M

M-CHAT(Modified Checklist for Autism in Toddlers) 19, 28
MA(mental age) 26
Moro 反射 30, 49
MR(mental retardation) 6

P

PARS(Pervasive Developmental Disorders Autism Society Japan Rating Scale) 28
PDD(pervasive developmental disorder) 8, 14
PDDNOS(pervasive developmental disorder not otherwise specified) 9
pincer grasp 58
predominantly hyperactive impulsive type 14
predominantly inattentive type 14
PRI(Perceptual Reasoning Index) 27
PSI(Processing Speed Index) 27

S

saccadic pursuit movement 102
scissor grasp 58
semantic-pragmatic disorder 87
shuffling baby 34, 60, 85
smooth pursuit movement 102
soft neurological sign 72, 88
specific learning disorder 7

T

toe-walking 63, 65, 85
traction response 51

V

VCI(Verbal Comprehension Index) 27
visual evoked potential 53

W

Wechsler 式知能検査 26

wide base　58
WISC-Ⅳ(Wechsler Intelligence Scale for Children Ⅳ)　27
WMI(Working Memory Index)　27
WPPSI(Wechsler Preschool and Primary Scale of Intelligence)　26

和文

あ

足クローヌス　30
足をつきたがらない　61
アスペルガー障害　11
——（症例）　16
——と高機能自閉症の違い　14
新しい環境が苦手(指導法)　93
アテトーゼ型脳性麻痺　29
後追い　58
あやしても笑わない(指導法)　78

い

医学的検査　25
いざり移動　34
異常行動歴，乳幼児期　20
異常をみつけるキーポイント　48
——1か月児　48
——1歳〜1歳2か月児　60
——1歳6か月児　63
——2歳児　66
——3〜4か月児　51
——3歳児　68
——4歳児　72
——5歳児　75
——6〜8か月児　56
——9〜11か月児　58
異食　85

う

ウェクスラー式知能検査　26
うつ伏せをいやがる　80

え

絵の状況説明　73
エピジェネティクス　4
嚥下　94
遠城寺式乳幼児分析的発達検査法　26

お

応答の指差し　19, 31, 32, 36, 63, 64
オウム返し　42
おしゃぶり　79
おもちゃの操作性　58, 60
折れ線型自閉症　86
音源定位　53, 103

か

回外握り　105
回内握り　105
顔の表情の区別　69
学童期の病歴のとりかた　23
滑動性追従運動　102
感覚遊び　32, 85
感覚過敏　34, 85
——（指導法）　93
感覚鈍麻　33, 85
——（指導法）　93
感覚入力　82
眼球運動の発達　102
感情の変動　86

き

危険行動(指導法)　95
機能の発達の目安　101
協応動作，手と目の　104
境界型知能　8
——（症例）　15
仰臥位の発達　103
共感の指差し　31, 32, 35, 60, 64
協調運動が苦手　88
——（指導法）　97
協調・粗大運動の発達の目安　38
興味，特定のもののみ(指導法)　93
筋緊張　30
筋緊張低下　49, 58
筋力　30
筋力低下の鑑別　39
筋力評価，乳児の　31

く

頸のすわり(指導法)　78
クレーン現象　86
——（指導法）　92

け

経管栄養依存　35
軽度精神遅滞　8

血液検査　25
限局性学習症　7
言語コミュニケーション障害　63
言語表出の遅れ(指導法)　83
言語理解が悪い(指導法)　83, 90
検査　25
原始反射　30
―― の消失時期　54
腱反射　30

こ

構音障害(症例)　100
高機能広汎性発達障害　12
高機能自閉症とアスペルガー障害の違い　14
口腔内過敏　86
口腔内鈍麻　86
巧緻運動
―― の診かた　40
―― の発達，手指の　104
―― の発達目安　40
巧緻性が不十分，指の(指導法)　83
広汎性発達障害　8
―― (症例)　45, 55
――, 特定不能の　9
語義語用障害　87
固視
―― (指導法)　78
―― の始まり　102
こだわり　86
ごっこ遊び　36, 63, 87
言葉が消える　86
語尾しかしゃべらない(指導法)　94

さ

座位(指導法)　80
サイトメガロウイルス感染症による難聴(症例)　84

し

シータ波　97
視運動機能
―― の伸ばしかた　99
―― の発達　104
視運動機能障害(症例)　45
ジェスチャー　91
ジェスチャー模倣　58
視覚の伸ばしかた　99
視覚誘発電位　53
始語　86
自己刺激行動　85
指示が入らない　43, 87
視性立ち直り反射　51
―― (指導法)　79
持続力　30
自閉症
――, 孤立型　10
――, 受動型　11
――, 積極奇異型　11
――, 尊大型　11
自閉性障害　9
自閉症スペクトラム　9
自閉スペクトラム症/自閉症スペクトラム障害　2, 8, 9, 18
シャッフリング　34, 60, 85
集団行動が苦手(指導法)　96
集団に入れない　87
集中できない(指導法)　96
手指の巧緻運動の発達　104
手掌肢位　80
瞬発力　30
瞬目反射　102
状況説明，絵の　73
象徴遊び　36
常同行為　85
―― (指導法)　94
衝動性運動　102
小脳失調　39
症例
――, アスペルガー障害　16
――, 境界型知能　15
――, 構音障害　100
――, 広汎性発達障害　45
――, 広汎性発達障害，分類不能型　55
――, サイトメガロウイルス感染症による難聴　84
――, 視運動機能障害　45
――, 精神運動発達遅滞　62, 100
――, 頭囲拡大　55
――, 発達性協調運動障害　46
――, 発達性表出性言語障害の疑い　71
――, 不登校　16
視力の発達　102
神経学的微細徴候　72
神経眼科的検査　25
診察のしかた　29
新版 K 式発達検査　26
心理学的検査　26

す

錐体外路症状　31
錐体路症状　31
ずり這い　86
——（指導法）　82

せ

精神運動発達遅滞（症例）　62, 100
精神・心理学的検査　26
精神遅滞　6
—— の定義　7
—— の分類，IQ 値による　7
積極奇異型自閉症　87
摂食行動の発達　105
摂食障害，乳児の　35
背這い　86
染色体検査　25
前頭葉機能が未熟（指導法）　96

そ

操作性，おもちゃの　60
足底過敏　34
咀嚼　94
粗大・協調運動の発達の目安　38
反り返り反射　51
反り返る児（指導法）　81

た

体幹の緊張を強める運動　80
体重増加不良　50
タイムアウト法　95
高這い　58
——（指導法）　82
立ち直り反射
——，視性　51, 79
——，体幹の　80
田中ビネー知能検査 V　26
多弁　87

ち

知的障害　6
—— の定義　7
知的障害スペクトラム　6
知的障害タイプの特徴　31
知的能力障害（知的発達症/知的発達障害）
➡精神遅滞の項参照
知能検査　26
注意欠如・多動症/注意欠如・多動性障害
➡注意欠陥/多動性障害の項参照
注意欠陥/多動性障害　12
注意集中できない（指導法）　96
聴性瞬目　103
聴力検査　25
聴力の発達　103

つ

追視　32
——（指導法）　78
—— の始まり　102
つかまり立ち　58
——（指導法）　81
伝い歩き　58
——（指導法）　83
つま先歩行　63, 65, 85
津守・稲毛式乳幼児精神発達質問紙　26

て

手
—— と目の協応動作　104
—— の機能の発達　105
—— の把握反射（指導法）　78
—— の発達の伸ばしかた　98
—— を出さない，物に（指導法）　79
テレビ視聴と発達障害　93
デンバー式発達スクリーニング検査　26

と

頭囲拡大　51
——（症例）　55
動作模倣　58
同年代と遊べない（指導法）　94
トークンエコノミー法　95
特定不能の広汎性発達障害　9
独歩　29, 30, 60, 63

な

内分泌撹乱化学物質　5
名前に振り向く（指導法）　83
難聴，サイトメガロウイルス感染症による（症例）　84

に

乳児期
——，運動発達の診かた　30
——，月齢別，知的発達のポイント　32
——，言語・情緒の発達の目安　32
——，言語理解の評価　32
——，社会性・行動発達の診かた　33
——，情緒・言語の発達の目安　32

乳児期
——, 診察のしかた 30
——, 知的発達の診かた 31
——, 病歴のとりかた 19
乳幼児期異常行動歴 20
乳幼児自閉症チェックリスト 19, 28
乳幼児精神発達質問紙(津守・稲毛式) 26

の

脳画像検査 25
脳機能障害症候群 2
脳障害による筋力低下 39
脳性麻痺, アテトーゼ型 29
脳性麻痺タイプの特徴 31

は

把握反射 30, 34, 53, 54
——(指導法) 78
這い這い 58
——(指導法) 82
這い這いしない 34, 61, 86
白色瞳孔 48
パズルボックス 67
発語が不明瞭(指導法) 90
発達検査 26
発達障害
—— の原因 4
—— の診断 17
—— の定義 4
—— の乳幼児健診 47
—— の頻度 3
—— の分類 2, 5
発達障害児の特徴的行動 85
発達障害者支援法 4
発達性協調運動障害 39
——(症例) 46
発達性表出性言語障害 70
—— の疑い(症例) 71
発達の促しかた 90
——, マイルストーン別の 78
パラシュート反射(指導法) 80
ハンドリガード 32
——(指導法) 79

ひ

引き起こし反射 51
非対称性緊張性頸反射 29, 51, 53
人見知り(指導法) 93
独り遊び(指導法) 92
表情の区別 69
病歴のとりかた 18

ふ

不器用 40, 88
——, 手先が(指導法) 90
腹臥位の手掌肢位 80
腹臥位の発達 103
不定愁訴 8
不登校 8
——(症例) 16
部分模倣 86
振り向かない, 呼んでも(指導法) 83, 92

へ・ほ

平衡感覚を高める遊び 80
ベビーサイン 91
変形四つ這い 86
偏食 85
哺乳不良 33, 48

ま

マイペース 87
——(指導法) 92
マイルストーン別の発達の促しかた 78
末梢神経障害による筋力低下 39
丸呑み(指導法) 94

み

ミオパチー 39
味覚異常 86

む・め・も

向き癖 30
目と手の協応動作 104
模倣(指導法) 82
モロー反射 30, 49

や・ゆ

やりとりができない(指導法) 92
指
—— でつまむ(指導法) 83
—— の構成行為 67
—— の巧緻運動 67
—— の巧緻性が不十分(指導法) 83
指差し
——, 応答の 19, 31, 32, 36, 63, 64
——, 共感の 31, 32, 35, 60, 64
——, 要求の 19, 31, 32, 35, 60, 64

—— の発達　64
—— をしない(指導法)　92
指しゃぶり　79

よ

要求の指差し　19, 31, 32, 35, 60, 64
幼児期
——, 運動発達の診かた　38
——, 言語能力の診かた　41
——, 行動発達の診かた　44
——, 視覚能力の診かた　43
——, 社会性・行動発達の診かた　44
——, 診察のしかた　37
——, 知的発達の診かた　41
—— の病歴のとりかた　21
よだれが多い(指導法)　94
四つ這い　58
——（指導法）　82
—— をしない　34, 61, 86

り

リーチング　32, 98
——（指導法）　79
立体視　102
両眼固視の始まり　102

れ

レット障害　8

わ

笑わない，あやしても(指導法)　78
ワンパターンなごっこ遊び　87

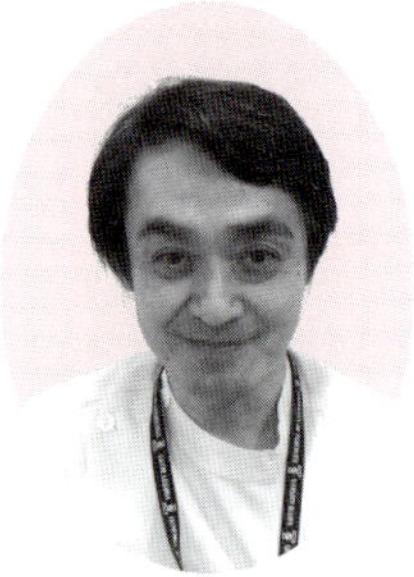

著者：洲鎌盛一

▶略歴

昭和 54 年　日本医科大学卒業
昭和 54 年　沖縄県立中部病院ローテーティングインターン 小児科レジデント
昭和 57 年　東京女子医科大学小児科 神経助手
昭和 59 年　東京都立神経病院神経内科 医員
昭和 62 年　(カナダ)ブリティッシュコロンビア小児病院小児神経科 クリニカルフェロー
昭和 63 年　同，神経内科 リサーチフェロー
平成元年　東京慈恵会医科大学小児科
平成 3 年　東京都立北療育医療センター小児科
平成 6 年　天仁会天久台病院精神科 医員
平成 9 年　フィラデルフィア小児病院発達小児科 研究員
平成 10 年　東京都立北療育医療センター城南分園小児科 医員
平成 11 年　神奈川県衛生看護専門学校付属病院小児科 医長
平成 12 年　東京都立母子保健院小児科 医長
平成 15 年　東京都立大塚病院小児科 医長
平成 15 年　国立成育医療研究センター総合診療部 医長
平成 21 年 5 月 25 日　永眠

▶資格等

東京慈恵会医科大学小児科准教授
医学博士
小児神経科専門医
小児科専門医
日本神経学会神経内科認定医
日本神経学会指導医
精神保健指定医
日本てんかん学会専門医
日本リハビリテーション医学会認定医

▶受賞等

日本小児神経学会優秀論文賞(平成 4 年)
日本てんかん学会優秀演題(平成 4 年，平成 8 年)
ほか，論文多数